新形态一体化系列教材

外科护理学实践指导

主　编　吴　际　胡　维

副主编　孙　冯　王　静　甄　薇　魏辅凡

孟　泽　刘腾飞　赵宏宇

编　委　（按姓氏笔画排序）

王　静（石家庄科技信息职业学院）

刘腾飞（河北北方学院附属第一医院）

孙　冯（鄂州职业大学）

吴　际（武汉城市学院）

陆经纬（湖南电子科技职业学院）

孟　泽（河套学院）

赵宏宇（亳州职业技术学院）

胡　维（九江市卫生学校）

甄　薇（武汉城市学院）

魏辅凡（武汉城市学院）

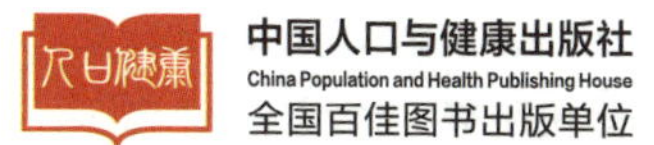

图书在版编目（CIP）数据

外科护理学实践指导 / 吴际，胡维主编. — 北京：中国人口与健康出版社，2024.6

ISBN 978-7-5101-9851-9

Ⅰ. ①外… Ⅱ. ①吴… ②胡… Ⅲ. ①外科学—护理学 Ⅳ. ①R473.6

中国国家版本馆CIP数据核字(2024)第036198号

外科护理学实践指导

WAIKE HULIXUE SHIJIAN ZHIDAO

吴际　胡维　主编

责任编辑	杨秋奎
美术编辑	刘海刚
责任印制	林　鑫　任伟英
出版发行	中国人口与健康出版社
印　　刷	河北世纪兴旺印刷有限公司
开　　本	787毫米×1092毫米　1/16
印　　张	11.5
字　　数	240千字
版　　次	2024年6月第1版
印　　次	2024年6月第1次印刷
书　　号	ISBN 978-7-5101-9851-9
定　　价	49.80元

微　信 ID	中国人口与健康出版社		
图书订购	中国人口与健康出版社天猫旗舰店		
新浪微博	@中国人口与健康出版社		
电子信箱	rkcbs@126.com		
总编室电话	（010）83519392		
办公室电话	（010）83519400	发行部电话	（010）83557247
传　　真	（010）83519400	网销部电话	（010）83530809
地　　址	北京市海淀区交大东路甲36号		
邮　　编	100044		

前言

党的二十大报告指出："教育、科技、人才是全面建设社会主义现代化国家的基础性、战略性支撑。"随着科技的飞速发展，医学也在不断地发展和进步。外科手术是医学的重要组成部分，护理人员在外科手术中发挥着至关重要的作用，他们需要具备相应的专业技能，才能更好地照顾患者，支持外科手术团队的工作。教育和培训则是护理人员获得必要技能的最好途径。

《外科护理学实践指导》是一本针对医学院校护理专业学生、医院外科护理人员以及相关领域的从业人员的实用教材。本教材分为三大项目：术前护理技术、手术室护理技术和术后护理技术。每个项目包含多个任务，涵盖了外科护理人员实际工作过程中需要掌握的技能，从任务目标、任务导入、任务要求、任务准备、操作规范、考核标准到任务检测，每一步都包含详细讲解，旨在帮助学生和护理人员更好地掌握和应用各项技能。

本教材采用了全面、系统的教学方法，配合详细的操作图片和案例，帮助读者深入理解和掌握各项操作细节，为他们在实践中提供更多的帮助和支持。

本教材编写组秉承"科学、严谨、实用"的原则，结合多年的教学和护理工作经验，根据学生和护理人员实际需要，精心编写了本教材。同时，编写组也非常感谢相关领域的专家、教师和护理人员对本教材的大力支持和指导。

希望本教材可以为广大学生和护理人员提供实用性、系统性的技能指导，从而提高医护人员的专业水平，为患者的康复和健康贡献更多的力量。

编者

2024 年 1 月

目　录

项目一

术前护理技术

项目概述

通过学习术前护理技术，护理人员可提高术前护理能力。本项目主要学习如何进行术前的准备工作，包括患者的清洁、消毒和手术用物品的准备等；学习如何进行术前的身体检查和评估，包括患者的血压、心率、呼吸等生命体征的检查和评估；学习如何与患者进行沟通和交流，包括如何告知患者术前的注意事项和风险，以及如何安抚患者的情绪；学习如何使用手术器械和设备，包括手术室的设备、手术器械的选择和使用方法等；学习如何进行术前的卫生消毒和污染控制，确保手术操作环境的清洁和安全；学习如何进行术前的安全检查，包括手术器械和设备的安全性、手术用物品的完整性等；进行实践操作，并利用模拟器材进行术前护理的模拟。

任务一

术前护理评估

任务目标

1.学习目标

（1）理解术前护理评估的重要性和意义。

（2）掌握术前护理评估的基本原理和方法。

（3）学习如何正确收集和记录患者的相关信息。

（4）学习如何分析和评估患者的身体状况和手术风险。

（5）了解并熟悉术前护理评估的常见问题和注意事项。

2.能力目标

（1）能够运用正确的方法收集患者的基本信息，包括个人信息、病史、过敏史等。

（2）能够进行全面和系统的体格检查，包括测量生命体征，进行皮肤、呼吸、循环、神经等方面的评估。

（3）能够分析和评估患者的身体状况，识别潜在的手术风险和并发症。

（4）能够根据患者的身体状况和手术风险制订个性化的护理计划。

（5）能够准确记录和报告术前护理评估结果。

3.思政目标

（1）培养对患者生命的尊重和关怀意识，提高人文关怀能力。

（2）培养严谨的工作态度和责任心，确保术前护理评估的准确性和可靠性。

（3）强化团队合作意识，与医疗团队紧密合作，共同为患者提供安全和有效的术前护理。

（4）培养批判思维和问题解决能力，能够应对术前护理评估中出现的复杂情况和挑战。

任务导入

小丽是一名实习护士，被分配到外科手术室参与对患者的术前护理评估。小丽的第一位患者是一位56岁的女性，预约行腹腔镜胆囊切除术。在与患者沟通的过程中，小丽了解到她有高血压、糖尿病等慢性疾病，并且曾有抗生素过敏史。患者反映最近感觉胸闷，但胸痛已经缓解。

问题1：根据上述案例，请思考并列举术前护理评估中最重要的信息和资料是什么？

问题2：在进行术前护理评估时，小丽还需要考虑哪些因素和问题？

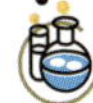

任务要求

理解手术前护理评估的意义，学会手术前护理评估的要领，能熟练完成对手术患者的术前访问、心理评估、静脉输液评估、压疮评估、手术体位摆放评估及术中特殊器械的使用评估。

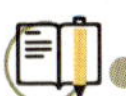

任务准备

标准化模拟病房；手术患者术前访视单；术前护理评估单；压疮量表。

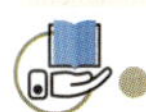

操作规范

1. 评估前准备

（1）评估前护士应身着护士服，戴好护士帽和口罩。注意：自身衣服不能露于护士服衣裤之外，护士帽应前不遮眉，侧不掩耳，后不搭肩，长发盘起，口罩必须盖住口鼻，如图1-1-1所示。

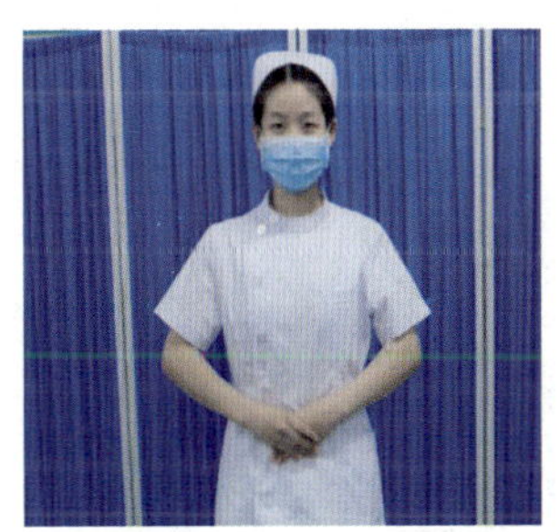
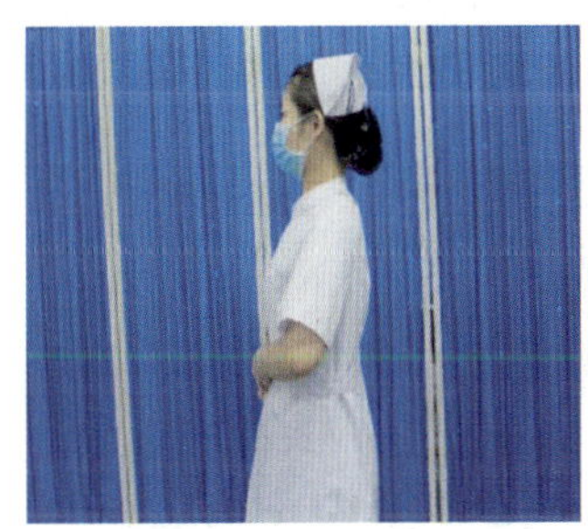

图1-1-1　护士着装

（2）修剪指甲，按七步洗手法清洗双手，如图1-1-2所示。

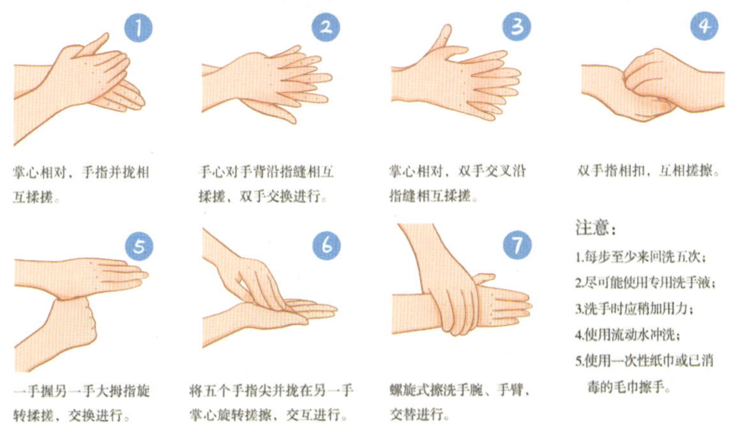

图1-1-2　七步洗手法

2.术前身体状况评估

（1）心血管系统：脉搏速率、节律和强度；血压；皮肤色泽、温度及有无水肿；体表血管有无异常，如颈静脉怒张、四肢浅静脉曲张；有无手术高危因素，如高血压、冠心病、贫血或低血容量。

（2）呼吸系统：胸廓形状；呼吸频率、深度和形态（胸式/腹式呼吸）；呼吸运动是否对称；有无呼吸困难、咳嗽、咳痰、胸痛、哮喘或发绀；有无上呼吸道感染；有无手术高危因素，如肺炎、肺结核、支气管扩张、哮喘、慢性梗阻性肺疾患、肺气肿。

（3）泌尿系统：排尿情况，有无排尿困难、遗尿、尿频或尿失禁；尿液情况，尿液浊度、颜色、尿量及尿比重；有无手术高危因素，如肾功能不全、前列腺肥大或急性肾炎。

（4）神经系统：是否有头晕、头痛、眩晕、耳鸣；瞳孔是否等大等圆、步态是否稳定；有无手术高危因素，如颅内压增高、意识障碍。

（5）血液系统：是否有牙龈出血、皮下紫癜或外伤后出血不止；有无手术高危因素，如出血倾向的疾病。

（6）有无其他手术高危因素：肝脏疾病，如肝硬化、腹水；内分泌疾病，如甲亢、糖尿病；营养不良或电解质紊乱；等等。

术前患者身体状况评估如图 1-1-3 所示。

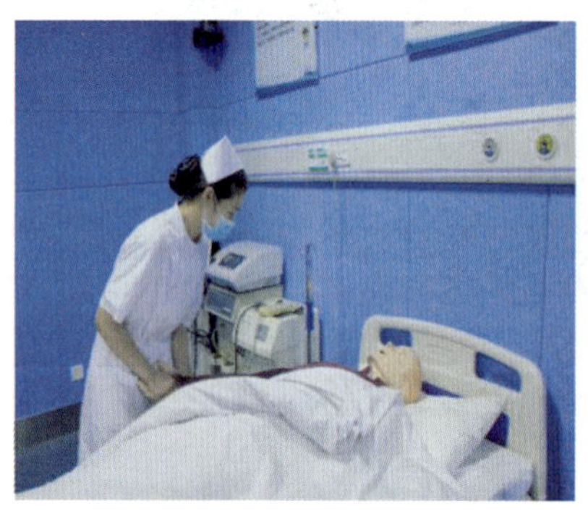
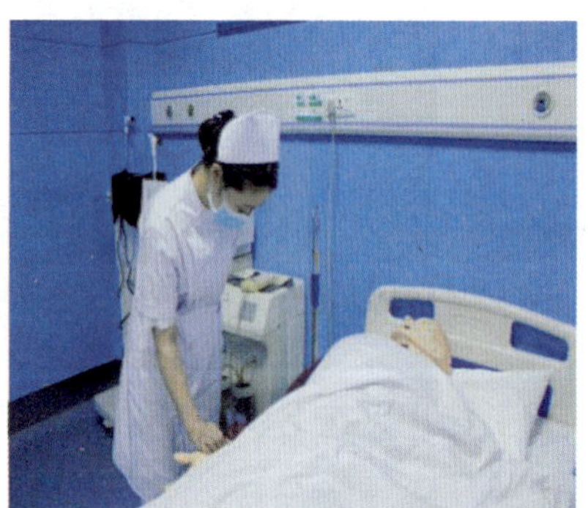

图 1-1-3　术前患者身体状况评估

3.术前辅助检查评估

（1）三大常规检查：血、尿、粪便常规。

（2）出凝血功能。

（3）血液生化：肝、肾功能，电解质、血糖检查。

（4）肺功能。

（5）心电图检查。

（6）影像学检查。

术前辅助检查评估如图 1-1-4 所示。

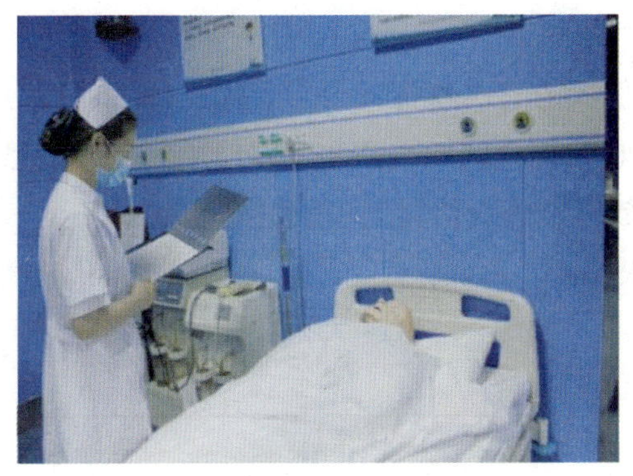

图 1-1-4　术前辅助检查评估

4.心理评估

与患者交流，了解患者的基本情况、就诊原因、婚姻家庭状况、心理状态、患者对疾病的认识、患者的需求，以及对患者进行心理评估。

5.静脉输液评估

手术中静脉通道的建立是手术安全的保障。术前应评估患者的皮肤状况：穿刺部位的皮肤弹性、厚度、清洁度、温度、潮湿度和有无感染病灶；患者的静脉情况：静脉的弹性、走行、有无静脉瓣，是否在关节部位，是否经常接受静脉输液治疗；等等。根据评估的结果，结合手术、手术部位及手术体位的要求，选定合适的输液部位，准备好输液器具。

6.压疮评估

术中压疮的干预是手术护理的重点和难点。应用诺顿（Norton）评估表（见表1-1-1），对患者的一般状态、神志状态、活动能力、行走能力、是否大小便失禁等进行评估。每项评分范围为1~4分，分值越小，发生压疮的危险相应越大；总体评分范围为5~20分，评分≤14分为高危状态。

表 1-1-1　诺顿（Norton）评估表

科室:　　　　日期:　　　　床号:　　　　姓名:

分值	一般状态	神志状态	活动能力	行走能力	是否大小便失禁
4分	良好	清醒	自理	完全自如	无
3分	一般	嗜睡	协助行走	少许限制	有时失禁
2分	差	模糊	卧床可活动	非常限制	经常失禁
1分	非常差	昏迷	卧床不可活动	不能行走	大小便失禁

7.手术体位摆放评估

评估患者的皮肤情况，如营养状况、皮肤的弹性和完整性、有无压伤、皮肤的感知觉情况。再根据患者的体型估计手术时间的长短，选择合适的体位垫。必要时术前进行体位的训练，防止体位并发症的发生。

8.术中特殊器械使用评估

根据手术中需要使用的特殊仪器的要求，做好患者的相应术前评估，为术中能正确安全使用仪器做好准备。例如，高频电刀使用前应评估患者体内是否有心脏起搏器、金属内植物、放置负极板位置的皮肤情况等。

9.填写手术患者术前护理评估单

手术患者术前护理评估单

科室：　　床号：　　姓名：　　年龄：　　性别：
住院号：　　　　术前诊断：
拟手术名称：
生命体征：T　　℃，P　　次/分，R　　次/分，BP　　mmHg
心理状况：
精神状况：
营养状况：
体温：
血管情况：
意识：
皮肤：
肢体运动：
静脉通道：
术前抗菌药物：
带药药名及剂量：
其他带入手术室物品：□病历　　□其他
其他特殊情况：□无　　□有　　具体为
签字：　　术前科室护士：　　手术室护士：

10.填写手术患者术前访问单

手术患者术前访问单

科室：　　床号：　　姓名：　　年龄：　　性别：
住院号：　　　　术前诊断：
拟手术名称：
手术史（有□　无□）　　过敏史（有□　无□）血型：
既往史：　　　　乙肝系列检查：（正常□　异常□）
术前访视宣教内容：
□ 1.查阅病历资料
□ 2.术前访视时，请患者表达出自己的意见，尽可能为其提供帮助。
□ 3.术前一日请患者沐浴和洗头，保持皮肤清洁，以减少术后伤口感染机会。
□ 4.为了方便医生观察及检查，请患者手术当日不要化妆，不涂口红并擦去指甲油。
□ 5.术前禁食 8~12 h，禁饮 6~8 h。

☐ 6.进入手术室前，请患者提前做好术前准备：如解完大小便，换上清洁的内衣裤，将身上物品及易松脱物品取下交家属保管，如戒指、手表、项链、耳环、假牙、隐形眼镜、手镯、发卡等。
☐ 7.给患者做好心理护理，以解除恐惧心理。
☐ 8.查看患者手术野皮肤准备情况（好☐　　未☐）。
☐ 9.给患者介绍手术室情况及进入手术室的时间。
☐ 10.查问女患者是否月经来潮（是☐　　否☐）。
☐ 11.根据新农合相关文件规定，国产材料按 100%、进口材料按 70% 计入可补偿费用。
患者及家属签名：　　　　　　　　　　　　　　执行护士：
年　　月　　日　　时　　分

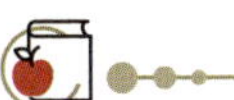

考核标准

术前护理评估操作评分标准

班级：　　　　姓名：　　　　学号：　　　　得分：

项目	操作要点	分值	得分
评估前准备（10分）	术前评估护士应身着护士服，戴好护士帽和口罩。 修剪指甲，按“七步洗手法”清洗双手	10分	
术前身体状况评估（30分）	心血管系统	6分	
	呼吸系统	6分	
	泌尿系统	6分	
	神经系统	6分	
	血液系统及有无其他手术高危因素	6分	
术前辅助检查评估（20分）	三大常规检查，出凝血功能、血液生化、肺功能、心电图检查，影像学检查	20分	
心理评估（10分）	了解患者的基本情况、就诊原因、婚姻家庭状况、心理状态、患者对疾病的认识、患者的需求	10分	
静脉输液评估（10分）	穿刺部位的皮肤弹性、厚度、清洁度、温度、潮湿度和有无感染病灶 患者的静脉情况：包括静脉的弹性、走行、有无静脉瓣、是否在关节部位、是否经常接受静脉输液治疗等	10分	
压疮评估（10分）	一般状态、神志状况、活动能力、行走能力、是否大小便失禁等内容进行评估	10分	
手术体位摆放评估（10分）	营养状况，皮肤的弹性、完整性、有无压伤、皮肤的感知觉情况。根据患者的体型，估计手术时间的长短，选择合适的体位垫。必要时术前进行体位的训练	10分	

任务检测

1.患者术前护理评估的项目不包括（ ）。

A.入院病情评估 B.营养状况评估

C.心理状态评估 D.治疗、手术效果评估

E.术中特殊器械使用评估

2.预防压疮不正确的是（ ）。

A.患者不能直接卧于橡胶单上 B.温水擦背

C.骨隆突处用棉垫圈，可免去翻身 D.翻身间隔时间不超过2 h

E.保持受压部位皮肤清洁干燥

3.由于有发生血栓和血栓性静脉炎的风险，（ ）不作为成年人选择穿刺血管的常规部位。

A.上肢静脉 B.手背静脉

C.颈部静脉 D.前臂静脉

E.下肢静脉

4.心电图检查的价值是有助于判断药物对（ ）的影响及心律失常的治疗效果。

A.瓣膜 B.供氧

C.血压 D.心肌

E.血流方向

5.吸烟患者入院后，为预防肺不张，应在术前（ ）戒烟。

A.24 h B.一周

C.两周 D.48 h

参考答案

任务二

胃肠减压技术

任务目标

1.学习目标

（1）理解胃肠减压技术的定义、目的和原理。

（2）掌握胃肠减压技术的常见方法和操作步骤。

（3）学习胃肠减压技术的适应证、禁忌证和注意事项。

（4）了解胃肠减压技术的相关设备和器械的使用与维护。

（5）掌握胃肠减压技术并发症的预防和处理。

2.能力目标

（1）能够正确评估患者是否适合胃肠减压技术，并根据患者的病情和需要选择合适的方法。

（2）能够准确执行常见胃肠减压技术的操作步骤，包括导管的插入和固定、负压的调整和维护等。

（3）能够观察和监测患者的反应和效果，及时调整和处理可能出现的问题和并发症。

（4）能够为患者和家属提供相关的健康教育，包括胃肠减压技术的目的、注意事项和自我管理方法。

3.思政目标

（1）培养对患者生命尊重和关爱的意识，提高人文关怀能力。

（2）培养严谨的工作态度和责任心，确保胃肠减压技术的准确性和安全性。

（3）强化团队合作意识，与医疗团队紧密合作，共同为患者提供安全和有效的护理服务。

（4）培养批判思维和解决问题的能力，能够应对胃肠减压技术中出现的复杂情况和挑战。

任务导入

小丽是一名实习护士，被分派到胃肠外科病房工作。小丽的第一个患者是一位60岁的男性，因为急性胰腺炎住院治疗。医生决定给患者进行胃肠减压以减轻胀气和降低胃肠压力。小丽准备好了胃肠减压所需要的设备和器材，现在正准备执行这项技术。

问题1：根据上述案例，请思考在给该患者进行胃肠减压前，小丽需要做哪些准备工作？

问题2：在执行胃肠减压技术时，小丽需要注意哪些关键步骤和安全措施？

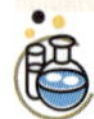

任务要求

理解胃肠减压技术的意义，学会术前胃肠减压技术的基本操作要领，在规定时间内能熟练完成胃肠减压技术。

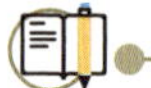

任务准备

标准化模拟病房；一次性胃管包；治疗碗；纱布；20 mL或50 mL注射器1个；弯盘；手电筒；生理盐水；棉签；胶布；听诊器；安全别针及胃肠减压器。

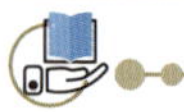

操作规范

1.操作前准备

（1）核对医嘱，患者床号、姓名、年龄，如图1-2-1所示。

（2）评估患者，如图1-2-2所示。

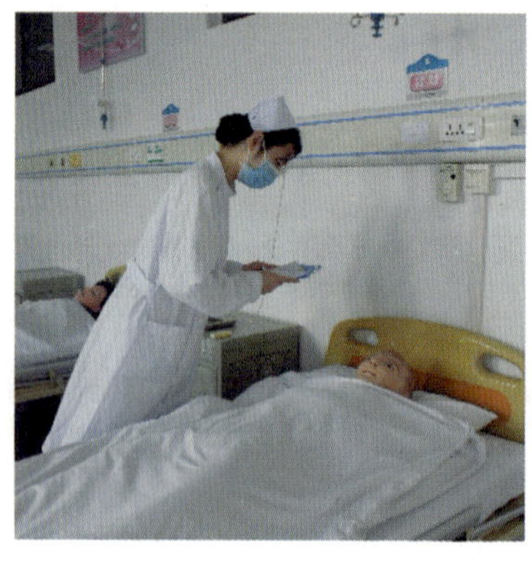

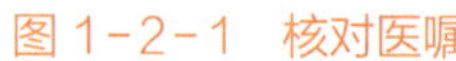

图1-2-1　核对医嘱

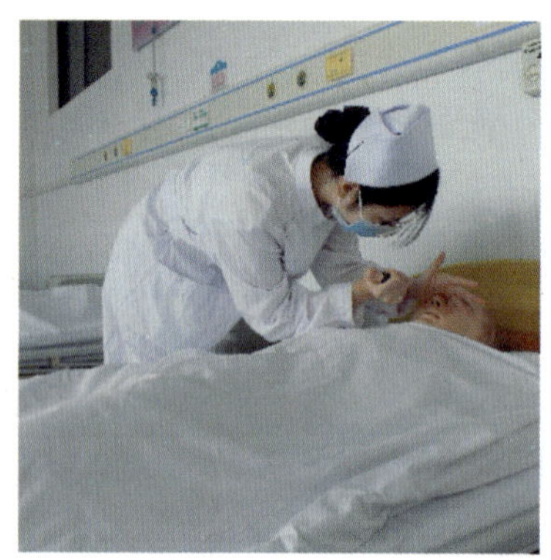

图1-2-2　评估患者

①询问患者身体情况，了解其有无插管经历。

②询问有无鼻咽部疾病史，有无义齿，观察鼻腔有无红肿、炎症、鼻中隔偏曲等。

③向患者解释胃肠减压目的，取得其配合。

④告知患者留置胃肠减压期间需禁止饮水和进食，保持口腔清洁。

（3）准备操作用物，如图1-2-3所示。治疗车上放置一次性胃管包、治疗碗、纱布、20 mL或50 mL注射器1个、弯盘、手电筒、生理盐水、棉签、胶布、听诊器、安全别针及胃肠减压器。

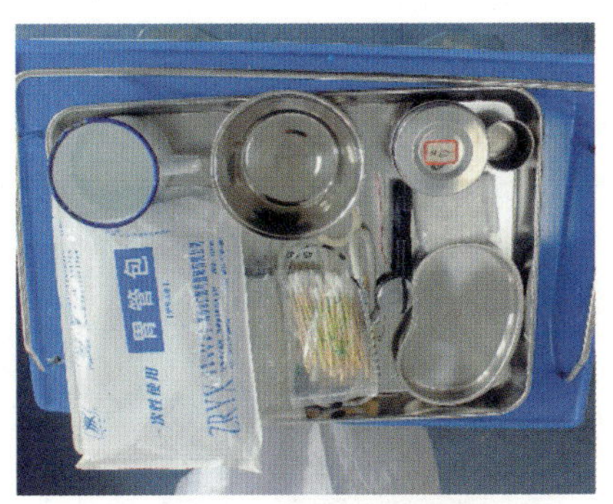

图 1-2-3　准备操作用物

（4）护士着装整齐、仪表端庄、态度和蔼，按“七步洗手法”洗手，戴口罩。

2. 操作步骤

（1）携用物至病床，拿出弯盘，如图 1-2-4 所示。

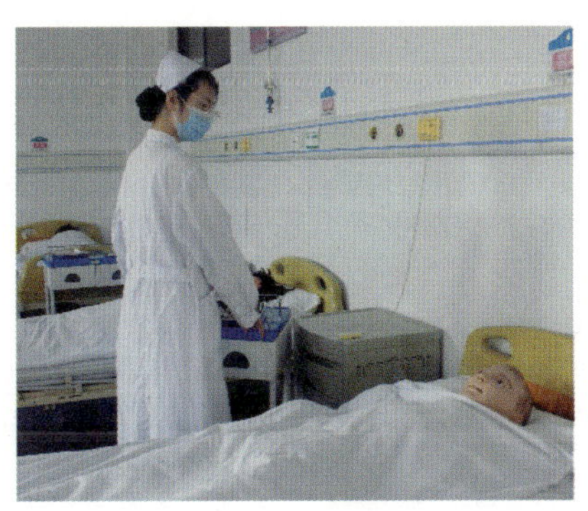

图 1-2-4　携用物至病床

（2）再次核对床头卡及患者信息，解释操作，患者准备完成后即可进行操作。

（3）摇高床头，协助患者取半坐位或半卧位，无法坐起者取右侧卧位，头颈部自然伸直。

（4）用棉签清洗鼻腔，如图 1-2-5 所示。

（5）安置胃管。

①颌下铺治疗巾，如图 1-2-6 所示。

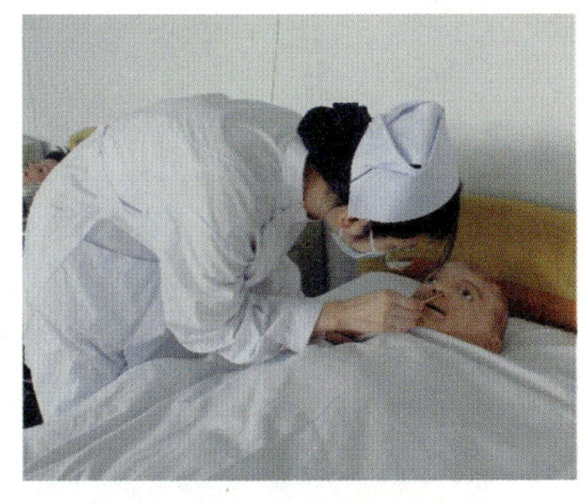

图 1-2-5　清洗鼻腔

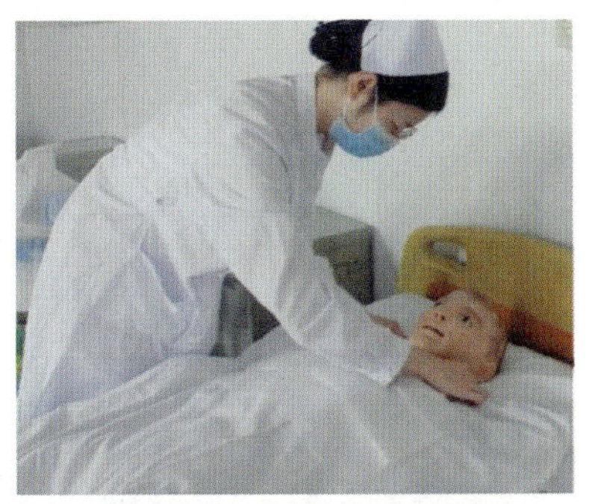

图 1-2-6　颌下铺治疗巾

②打开胃肠减压装置，检查其性能，放在治疗车上备用，如图 1-2-7 所示。

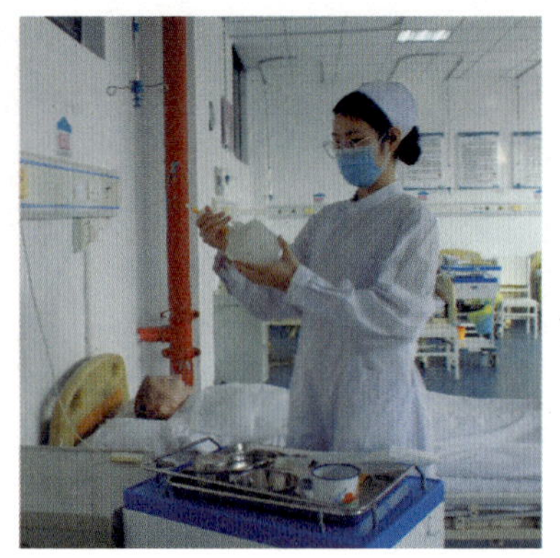

图 1-2-7　检查胃肠减压装置

③取出 50 mL 注射器并检查性能后，放在有纱布的治疗碗内。

④戴手套（见图 1-2-8），取出胃管，检查是否光滑、刻度是否清晰，用注射器检查胃管是否通畅。

⑤测量胃管插入长度。自发际至剑突的距离或鼻尖经耳垂至剑突的距离（45~55 cm），如图 1-2-9 所示。

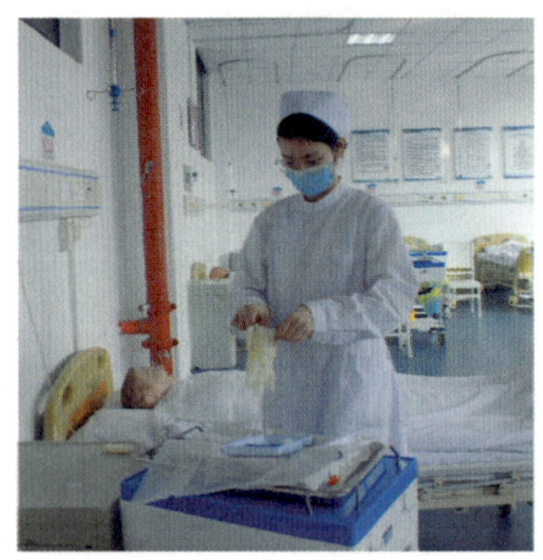

图 1-2-8　戴手套

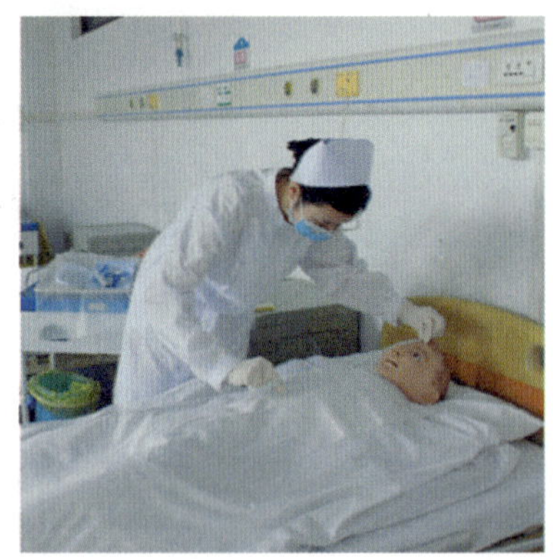

图 1-2-9　测量胃管插入长度

⑥用液状石蜡油润滑胃管前端，如图 1-2-10 所示。

⑦沿患者一侧鼻孔轻轻插入胃管，如图 1-2-11 所示。

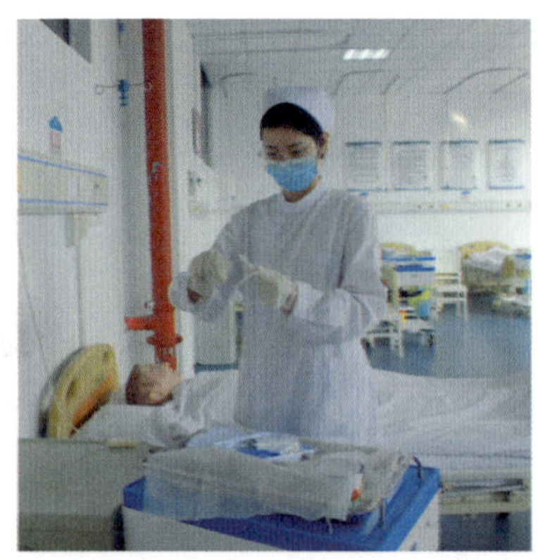

图 1-2-10　润滑胃管

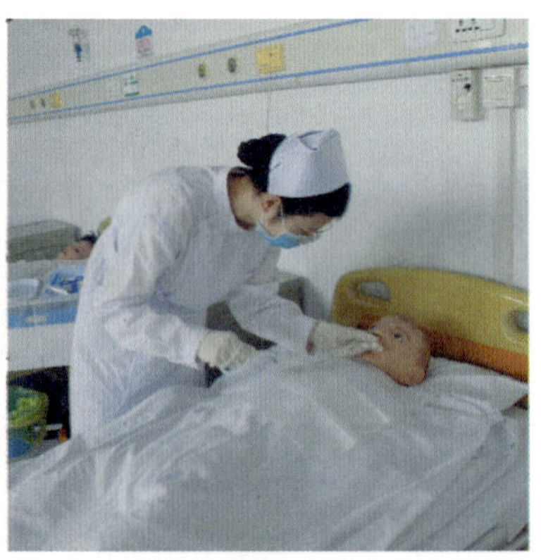

图 1-2-11　插入胃管

⑧将胃管插入咽喉部 10~15 cm 时，嘱患者做吞咽动作，帮助胃管顺利进入食管，

不能做吞咽动作的患者可饮用少量温开水。胃管插至预定的长度，检查患者口腔内有无胃管盘出，初步固定。

注意：患者出现剧烈恶心、呕吐可以减慢速度插入，轻声嘱患者深呼吸；如果出现呛咳严重、发绀，则拔出胃管停止插入。等待患者呼吸平稳后再重新插管。为昏迷患者进行此操作时，可先协助患者去掉枕头，使头向后仰，在胃管插入约 15cm时，将患者头部托起，使其下颌处靠近胸骨柄，再缓慢插入胃管至预定长度。

（6）检查胃管，如图 1-2-12 所示。证实胃管在胃内，可选用以下任一种方法。

①使用注射器抽吸，有胃液抽出。

②用注射器向胃管内注入 10mL空气，同时用听诊器听诊上腹部，可听到气过水声音。

③将胃管末端置入盛水的碗内，可看见有气泡逸出。

（7）确认位置良好，撤出弯盘，取两条胶布（长 8~10 cm），从一端的中间撕开胶布长度的 1/3，2/3 未撕开的部分紧贴在鼻翼上（靠近鼻尖），撕开的两条胶布分别按顺时针和逆时针方向向下螺旋绕贴于两侧鼻翼上，再取 5 cm长的胶布将胃管粘贴于脸颊部，如图 1-2-13 所示。

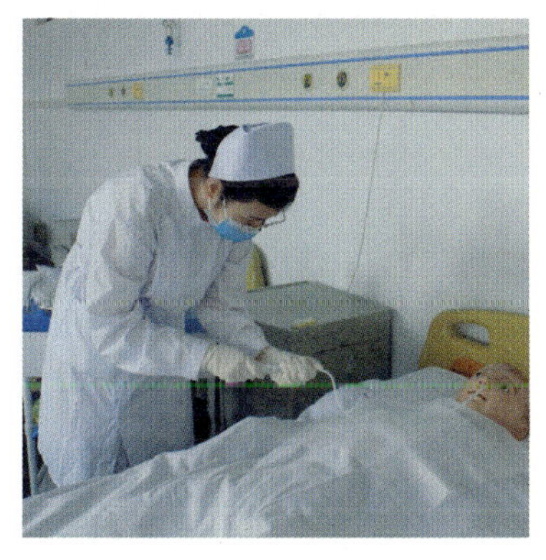

图 1-2-12　检查胃管

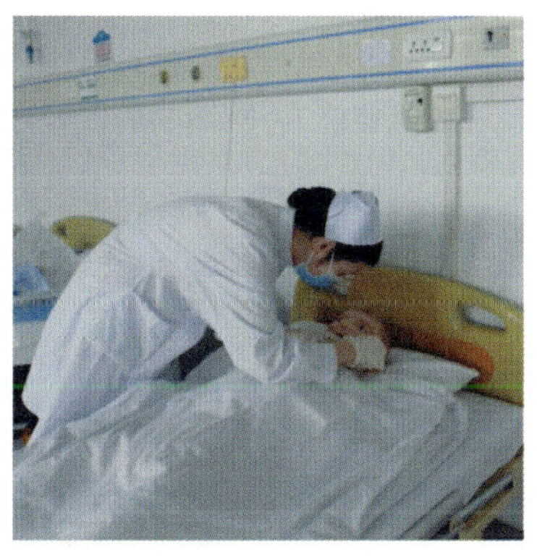

图 1-2-13　固定胃管

（8）连接负压装置，检查胃肠减压器，排出负压器内气体，连接胃管，固定于床边适当处，分别标出胃管插管时间、胃肠减压器时间，脱手套（见图 1-2-14）。

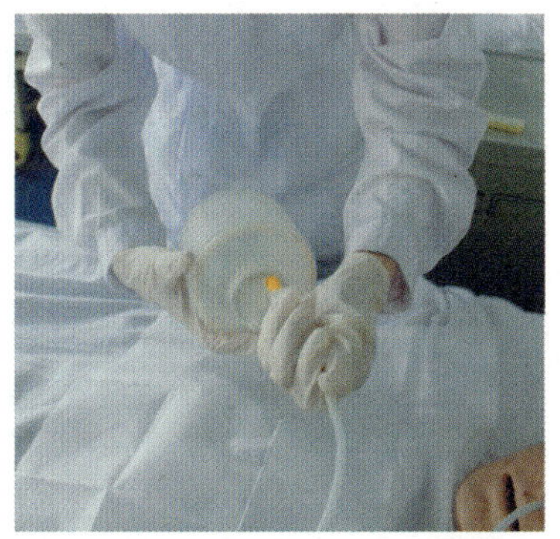

图 1-2-14　连接负压装置

（9）观察引流是否通畅及引流液的颜色、性质和引流量。

3. 操作后的整理

再次进行查对，整理床单位，协助患者取舒适体位，交代注意事项，整理用物，对垃圾进行分类处理，洗手，记录。

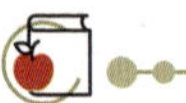

考核标准

胃肠减压技术评分标准

班级:　　　　姓名:　　　　学号:　　　　得分:

程序	规范项目	分值	得分
操作前准备（15分）	着装整齐、仪表端庄、态度和蔼、洗手、戴口罩	2	
	核对医嘱单与执行单	2	
	操作前评估：患者病情、意识状态、鼻腔情况，做好解释工作，询问大小便，评估周围环境	5	
	准备用物并检查用物：一次性胃管包、治疗碗、纱布、20mL或50mL注射器1个、弯盘、手电筒、生理盐水、棉签、胶布、听诊器、安全别针及胃肠减压器	6	
操作步骤（80分）	安全与舒适：核对床号、姓名，向患者解释，协助患者取舒适体位（半坐或半卧位）	10	
	清洁鼻腔，颌下铺巾	5	
	检查胃管是否通畅	5	
	测量插管长度（患者发际至剑突），45~55cm，必要时标记	5	
	用液状石蜡油润滑胃管前端，告之配合方法，将胃管沿患者一侧鼻孔轻轻插入，到咽喉部（插入14~15cm）时，嘱患者做吞咽动作，随后迅速将胃管插入	15	
	证实胃管在胃内，可选用以下任一种方法： ①使用注射器抽吸，有胃液抽出； ②用注射器向胃管内注入10mL空气，同时用听诊器听诊上腹部，可听到气过水声音； ③将胃管末端置入盛水碗内，可看见有气泡逸出	10	
	固定胃管牢固、美观	5	
	连接胃管与胃肠减压装置	5	
	妥善固定胃管与胃肠减压装置，并分别标注时间	8	
	交代注意事项，整理床单位，协助患者取舒适体位	7	
	整理用物，对垃圾进行分类处置，洗手，记录	5	
综合评价（5分）	符合礼仪标准，自我介绍清楚，体贴爱护患者，语言恰当亲切，护患沟通自然，动作轻柔、优美，操作正规、熟练	5	

任务检测

1.患者，刘某，58岁，急性化脓性腹膜炎术后第一天。患者对留置胃管的作用不理解，要求拔除。护士对胃管作用的解释不正确的是（　　）。

A.可以预防胃出血　　B.有利于胃肠功能的恢复

C.可以减轻腹胀　　D.避免胃肠内积气积液

E.有利于胃肠吻合口的愈合

2.对急诊饱胃患者进行麻醉时，处理正确的是（　　）。

A.昏迷时即可插管　　B.胃肠减压

C.可给予阿托品防止呕吐　　D.呼吸道不需做特殊处理

3.胃肠减压期间，若需患者口服药物，应使用的方法是（　　）。

A.由胃管注入后不夹管　　B.经口服入

C.暂不服药　　D.拔除胃管口服

E.经胃管注入后夹管30 min

4.护理胃肠减压的患者时，错误的一项是（　　）。

A.及时更换引流瓶

B.口服药物后胃肠减压仍应持续进行

C.注意口腔护理

D.观察并记录引流液数量及性状

E.维持水电解质平衡

5.给患者洗胃时，每次注入的洗胃液量是（　　）。

A.100～200 mL　　B.200～250 mL

C.300～500 mL　　D.100～250 mL

E.600～700 mL

6. 普通腹部手术后拔除胃管的适宜时间是（　　）。

A.术后48 h内　　B.能进食后

C.无胃液抽出时　　D.肠蠕动恢复，肛门排气后

E.下床活动后

参考答案

任务三

肠道准备（灌肠）技术

任务目标

1.学习目标

（1）理解肠道准备（灌肠）技术的概念、流程和应用范围。

（2）掌握肠道准备（灌肠）技术的操作步骤，包括准备工作、设备使用、操作技巧和注意事项。

（3）熟悉肠道准备（灌肠）技术的常见病例，能够对病情进行正确评估。

（4）掌握常见的肠道准备（灌肠）并发症的防治方法。

2.能力目标

（1）能够针对不同的患者类型和病情选择并运用不同的肠道准备（灌肠）技术。

（2）能够熟练操作肠道准备（灌肠）设备，确保操作安全和效果。

（3）能够对肠道准备（灌肠）的操作过程进行实时监测和调整，保证操作质量。

（4）能够及时识别和处理常见的肠道准备（灌肠）并发症。

3.思政目标

（1）培养敬业精神和医学职业道德意识，确保肠道准备（灌肠）操作过程的安全和质量。

（2）培养协作精神和团队合作能力，与其他医护人员协作完成相关工作，提供优质医疗服务。

（3）培养责任感和使命感，将患者的健康和安全放在首位，为患者提供最佳的护理服务。

任务导入

小王是一位26岁的男性患者，因为腹泻和便秘交替出现多年没有得到有效治疗。医生检查后，认为他患有肠内梗阻或结肠癌的风险较高。为了明确诊断，医生决定给小王进行肠道准备（灌肠）。

问题1：为什么医生要进行肠道准备（灌肠），能否采用其他检查或治疗方式？

问题2：肠道准备（灌肠）有哪些注意事项，需要特别关注患者的哪些病情或情况？

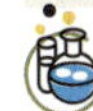

任务要求

学会灌肠技术的操作要领；理解通过灌肠治疗可以刺激患者肠管蠕动，有助于软化粪便、解除便秘，排除肠内积气，减轻腹胀；同时可以清理肠道，为手术或者肠镜检查的患者做好肠道准备。

任务准备

标准化模拟病房及灌肠模型；肠道准备（灌肠）用物：根据医嘱准备灌肠溶液，治疗车上层备一次性灌肠包一套；治疗车下层备便器、治疗巾和卫生纸；输液架，屏风遮挡。

操作规范

1.操作前准备

（1）环境准备：关闭门窗，适当遮挡，调节室温。

（2）物品准备：根据医嘱准备灌肠液、一次性灌肠包（见图1-3-1），一次性手套、卫生纸、便盆。

（3）护士准备：洗手、戴口罩，着装整齐，核对医嘱。须戴一次性手套。

（4）患者准备。

①核对患者信息，向患者解释操作的目的及配合方法，取得患者的配合。

②患者取左侧卧位，双膝屈曲，退裤至膝部，臀部移至床缘，如图1-3-2所示。

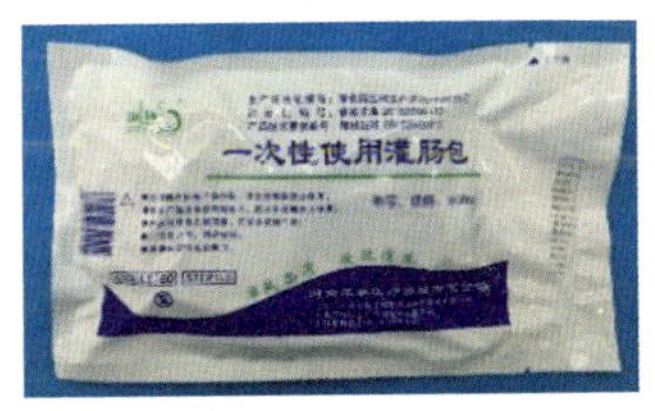

图1-3-1　一次性使用灌肠包

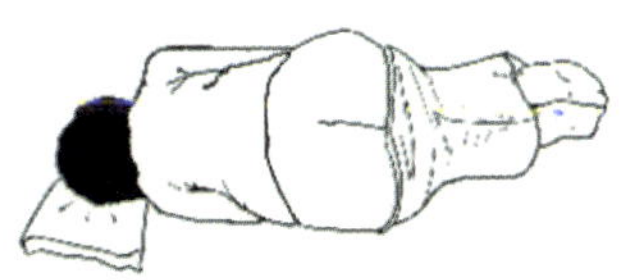

图1-3-2　左侧卧位

2.操作步骤

（1）协助患者取正确体位。

（2）打开一次性灌肠包，将治疗巾垫于患者臀下，盖好被子，只暴露臀部。

（3）将灌肠筒（袋）挂于输液架上，倒入准备好的灌肠液。要点如下。

①保持输液架上的灌肠筒（袋）内液面距离肛门40~60 cm。

②灌肠液的选择应遵医嘱。

③灌肠液的温度一般为39~42℃，降温时用28~32℃。

④成人每次灌肠液用量为500~1 000 mL。小儿为200~500 mL。

⑤润滑肛管前端，排尽管内气体。

⑥左手分开患者臀部，暴露肛门，嘱患者深呼吸，右手将肛管轻轻插入，深度7~10cm，固定肛管。

⑦打开开关，使液体缓慢流入。

注意观察液体流入是否通畅或进入速度快慢，若粪便堵塞肛管管孔，可移动肛管或轻轻挤捏肛管使其脱落。

注意观察患者反应：若患者感觉腹胀或有便意，嘱患者张口深呼吸放松腹部肌肉，并降低灌肠筒（袋）的高度以减慢流速或暂停片刻。若患者出现脉速、脸色苍白、剧烈腹痛应立即停止灌肠，立即联系医生给予处理。

⑧灌肠液即将流完时，关闭开关，用卫生纸包裹肛管轻轻拔出，放入弯盘内，擦净肛门。

（4）后续处理。

①协助患者取舒适体位，嘱其尽量保留5~10min后再排便。

②协助患者排便，并及时取出便盆和治疗巾，擦净患者肛门，协助患者穿好裤子，整理床单位。

③观察大便性状，整理用物。

④按“七步洗手法”洗手，记录，进行健康教育。

考核标准

术前肠道准备（灌肠）技术操作评分标准

班级：　　姓名：　　学号：　　得分：

项目		操作要点	分值	得分
操作前准备（22分）	评估	核对医嘱，评估患者全身、局部情况及合作程度	5	
	环境准备	关闭门窗，适当遮挡，调节室温	2	
	护士准备	正确穿戴衣、帽、鞋、口罩，洗手	5	
	用物准备	根据医嘱准备用物，摆放有序	10	
操作步骤（58分）	核对解释	1.携用物至床旁，核对床号姓名； 2.解释操作要点及配合方法	4	
	取正确卧位	1.术前肠道准备通常采用左侧卧位； 2.臀部移至床边，将治疗巾垫于臀下，戴手套	10	
	插管灌液	1.灌肠筒（袋）内液面距离肛门40~60 cm； 2.肛管轻轻插入，深度7~10 cm； 3.能观察患者反应及病情变化； 4.能处理灌肠过程的问题（口述）：患者出现便意或溶液不流时如何处理	24	
	拔管、保留	告知患者尽量保留5~10 min后再排便	8	

续表

项目		操作要点	分值	得分
操作步骤（58分）	整理用物	1.脱手套，整理床单位，清理用物； 2.洗手，脱口罩	4	
	记录	记录大便颜色、性状及量	4	
	健康教育	交代注意事项	4	
评价（20分）	患者	充分解释，取得患者配合	10	
	护士	操作熟练、动作轻柔、手法正确、患者无不适	10	

任务检测

1.肛管排气一般取（　　）。

A.右侧卧位　　B.半坐卧位

C.左侧卧位　　D.逼迫卧位

E.头高脚低位

2.对慢性菌痢患者，用2%黄连素溶液灌肠时，下述哪项叙述不当？（　　）

A.于夜晚睡前灌入　　B.药量＜200mL

C.患者取右侧卧位　　D.肛管插入肛门15~20cm

E.嘱患者保留1h以上

3.为伤寒患者行大量不保留灌肠时，其灌肠液量及液面与肛门的距离是（　　）。

A.1 000mL，不超出50cm　　B.1 000mL，不超出30cm

C.500mL，不超出20cm　　D.500mL之内，不超出30cm

E.500mL之内，不超出40cm

4.需行直肠造瘘术者，作肠道准备时应采纳以下哪一种方式？（　　）

A.通便灌肠　　B.小量不保留灌肠

C.保留灌肠　　D.洁净灌肠

E.以上都不对

5.需行直肠造瘘术者，灌肠时选用的溶液是（　　）。

A.“1，2，3”溶液　　B.生理盐水

C.温开水　　D.50%硫酸镁

E.第一次用肥皂水，此后用生理盐水

参考答案

任务四

术前备皮技术

任务目标

1.学习目标

（1）掌握术前备皮的操作步骤和注意事项，了解不同部位的皮肤解剖结构及特点。

（2）熟悉术前皮肤消毒和清洁的方法，了解不同情况下的消毒剂选择和使用。

（3）了解术前备皮相关的术语和概念。

（4）了解术前稳定患者情绪的方法，建立和谐、互信的医患关系。

2.能力目标

（1）具备独立完成术前备皮的能力，能准确快速地完成规定的操作步骤，确保术前皮肤清洁无菌。

（2）能够根据实际情况进行判断和处理，做好皮肤清洁消毒的风险评估，严格控制并发症的风险。

（3）能够及时解决各种术前备皮中的问题和突发状况，确保手术顺利进行。

3.思政目标

（1）培养尊重生命、爱岗敬业的医学道德，认真履行医护职责，以患者为中心，为每一位患者提供安全、高效、优质的医疗服务。

（2）增强意识形态安全意识，自觉坚持正确的政治方向，严格遵守国家有关法律法规和规章制度，保证医疗服务的安全稳定。

（3）培养团队协作精神，促进医患和谐关系，建立互信、互助、互相尊重的工作氛围，为患者提供更好的医疗服务。

任务导入

在手术前，医生需要对手术部位进行清洁和消毒，以确保手术的安全和无菌，这个过程称为术前备皮。某医院一位患者在接受颌骨手术前，需要进行术前备皮。在护士完成了皮肤清洁和消毒后，患者的手术顺利完成。但是在术后，患者的伤口受到了感染，需要进一步治疗。

问题1：为什么术前备皮至关重要，患者是否存在感染的风险？

问题2：护士在进行术前备皮时，有哪些措施可以做到消毒彻底，从而避免出现类似案例中的感染风险？

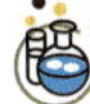

任务要求

通过学习术前备皮技术，掌握术前备皮技术操作要领。理解术前备皮的目的是清洁患者手术区域的皮肤，去除手术部位可能会影响手术操作的毛发，为术前皮肤消毒做好准备，以达到预防手术切口感染的目的。

任务准备

标准化模拟病房；治疗车；治疗盘；弯盘；一次性备皮包（内有治疗巾、备皮刀、一次性手套、无菌纱布、纸巾、含有肥皂水的海绵、治疗碗）；医嘱卡；屏风；手消毒剂；棉签（腹部手术准备）；脸盆内装热水；手电筒；等等。

操作规范

1. 评估

（1）患者一般情况：年龄、医疗诊断、病情、生命体征、心理状况、合作态度以及对手术及备皮技术的了解程度等。

（2）患者手术区皮肤是否完整，有无破裂、皮疹、灼伤、感染等。

2. 操作前准备

（1）环境准备：温度适宜，光线明亮，相对独立、安静，注意保护患者隐私，必要时用屏风遮挡。

（2）护士准备：衣、帽、鞋、口罩穿戴整齐并洗手。

（3）核对解释：核对床号、姓名、医疗诊断、手术名称、手术部位。说明备皮的目的和可能引起的不适，取得患者的信任和配合，注意保暖。

3. 操作步骤

（1）携用物至治疗床旁，核对床号、姓名等。若在病房备皮，应关闭门窗、用屏风遮挡，保护患者隐私，注意保暖。

（2）协助患者脱去衣物，充分暴露备皮区域。将弯盘放置在方便取用之处。

①头部手术皮肤消毒范围：头及前额。

②四肢手术皮肤消毒范围：周圈消毒，上下各超过一个关节。

③上腹部手术皮肤消毒范围：上至乳头、下至耻骨联合，两侧至腋中线。

④下腹部手术皮肤消毒范围：上至剑突、下至大腿上1/3，两侧至腋中线。

（3）打开一次性备皮包，取出一次性手套并戴好。

（4）取出皂液瓶并剪开，将皂液倾倒在无菌纱布上，在备皮区域内按照从上到下、由对侧向近侧的顺序均匀涂抹，涂抹完毕后，将纱布块弃于废物弯盘内。

（5）取出一次性备皮刀，一手绷紧皮肤，一手持备皮刀，分区剃净毛发。刀架与皮肤成45°角顺着毛发生长的方向由对侧向近侧开始备皮，注意动作要轻柔，不要划伤皮肤。

（6）右手持无菌纱布块，左手持毛刷，按照备皮顺序用毛刷清理备皮区，将剃除的毛发用毛刷聚集在纱布块上。腹部手术者，需要用棉签蘸取乙醚除去脐部污垢和油脂；四肢手术者，入院后每日用温水浸泡手足20min，并用肥皂水刷洗，修剪指甲。

（7）检查毛发是否剃净，若有遗漏的区域，再次用备皮刀剃除，再取出新的无菌纱布块进行最后的清理。观察皮肤有无割痕或裂缝、皮疹及发红等异常情况，一旦发现应详细记录并通知医生。

（8）撤除治疗巾，协助患者取舒适体位。

（9）嘱患者沐浴，卧床患者应床上擦浴。协助患者更换清洁衣裤。

（10）后续处理。

①安置患者，整理床单位。

②处理及核对用物。

③洗手。

④记录。

4.注意事项

（1）注意保暖，备皮时要保护患者隐私。

（2）备皮后做全身沐浴或局部擦浴，更换衣服。

（3）备皮区毛发能不剃则尽量不剃。如手术区毛发有可能影响手术操作时，才需剃毛。操作时绷紧皮肤，剃毛刀应与皮肤成45°角，顺着毛发生长的方向剃除毛发，动作平稳、轻柔，防止损伤皮肤。

（4）备皮范围正确。

（5）备皮时间以术前1~2h为宜，备皮时间超过24h应重新准备。

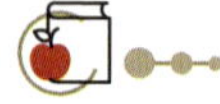

考核标准

术前备皮技术操作评分标准

班级：　　姓名：　　学号：　　得分：

项目		操作要点	分值	得分
操作前准备（22分）	评估	1.患者一般情况：年龄、医疗诊断、病情、生命体征、心理状况、合作态度以及对手术及备皮技术的了解程度等； 2.患者手术区皮肤是否完整，有无破裂、皮疹、灼伤、感染等	5	
	环境准备	关闭门窗，屏风遮挡，调节室温，保护患者隐私	2	
	护士准备	正确穿戴衣、帽、鞋、口罩，洗手	5	
	用物准备	根据医嘱准备用物，摆放有序	10	

续表

项目		操作要点	分值	得分
操作流程（58分）	核对解释	1.携用物至床旁，核对床号、姓名等； 2.解释操作要点及配合方法，注意保暖	4	
	暴露备皮区域	根据患者即将开始的手术，选择正确的备皮范围	10	
	皂液润滑皮肤	1.打开一次性备皮包，取出一次性手套并戴好； 2.皂液倾倒在无菌纱布上，在备皮区域内按照从上到下，由对侧向近侧的顺序均匀涂抹	14	
	正确剃除毛发	1.取出一次性备皮刀，一手绷紧皮肤，一手持备皮刀； 2.刀架与皮肤成45°角顺着毛发生长的方向由对侧向近侧开始备皮，注意动作轻柔，不要划伤皮肤	8	
	检查备皮区	观察皮肤有无割痕或裂缝、皮疹及发红等异常情况。一旦发现应详细记录并通知医生	10	
	整理用物	1.脱手套，整理床单位，清理用物； 2.洗手，脱口罩	4	
	记录	记录备皮时间，以术前2 h为宜，备皮时间超过24 h应重新准备	4	
	健康教育	嘱患者沐浴，卧床患者应床上擦浴。协助患者更换清洁衣裤	4	
评价（20分）	患者	充分与患者解释取得配合	10	
	护士	操作熟练、动作轻柔、手法正确、患者无不适	10	

任务检测

1.备皮时，剃毛刀应与皮肤成（　　）角剃除毛发。

A.45°　　B.55°

C.40°　　D.48°

E.35°

2.关于备皮的注意事项，下列说法错误的是（　　）。

A.注意保暖，备皮时保护患者隐私

B.备皮后做全身沐浴或局部擦浴，更换衣服

C.备皮区域内的毛发一律剃除干净

D.备皮范围正确

E.备皮时间以术前1~2h为宜，备皮时间超过24h应重新准备

3.下述各种手术备皮的范围中，哪项是错误的？（　　）

A.颅脑手术——剃去全部头发及颈部毛发，保留眉毛

B.眼部手术——上自前额发际下至鼻孔，不剃头发和眉毛

C.颈部手术——自唇下至乳头连线，两侧到斜方肌前缘

D.腹股沟部手术——自脐平线至大腿上1/3，包括外阴部

E.肾手术——自乳头至耻骨联合，两侧均超过腋后线

4.术前备皮，下列哪项是错误的？（　　）

A.颅脑手术：剃去全部头发及颈部毛发，保留眉毛

B.上腹部手术：自乳头至耻骨联合平面、两侧到腋中线

C.下腹部手术：自剑突至大腿上1/3前内侧及外阴部，两侧到腋中线

D.肾手术：自乳头至耻骨联合，两侧均超过正中线

E.四肢手术：一般肢体手术备皮范围包括切口上下各超过10cm的整段肢体

5.下列备皮时错误的做法是（　　）。

A.剃刀与皮肤表面成45°角，切忌刮破皮肤

B.备皮一般在手术前日或当日进行

C.剃后皮肤若有划痕或发红，属正常现象

D.腹腔镜手术不用备皮

6.腹部手术的备皮范围是（　　）。

A.腔镜手术应消毒肚脐

B.上腹部手术：从乳头至耻骨联合平面，两侧至腋中线

C.下腹部手术：从剑突至大腿上1/3前内侧及外阴部，两侧到腋中线。

D.以上全对

参考答案

任务五

术日晨护理

任务目标

1.学习目标

（1）了解术日晨护理的重要性和作用。

（2）掌握术日晨护理的步骤和要点。

（3）理解术日晨护理对患者术后康复的影响。

（4）培养正确的术日晨护理操作技能。

2.能力目标

（1）能够正确执行术日晨护理的步骤，包括患者清洁、舒适性维护等方面。

（2）能够根据患者的具体状况，灵活调整术日晨护理的内容和方式。

（3）能够及时发现患者在术日晨护理过程中出现的异常情况，并采取相应的处理措施。

（4）能够与团队成员协作，确保术日晨护理的质量和效果。

3.思政目标

（1）强化对患者尊严和权益的尊重意识，培养医护人员的人文关怀能力。

（2）培养医护人员的责任心和使命感，提高对患者安全和康复的关注度。

（3）培养医护人员的团队合作和沟通能力，增强协作意识和团队精神。

（4）加强医护人员的专业道德和职业操守意识，提高服务质量和提供优质护理的能力。

任务导入

张女士是一名55岁的患者，她将接受一次肝脏手术。今天是手术前的晨间护理，护士将对她进行必要的准备工作，以确保手术能够顺利进行。

问题1：在进行术日晨护理时，护士需要注意哪些方面，以确保手术的顺利进行？

问题2：术日晨护理对患者手术后的康复有何影响，为什么它对患者的康复很重要？

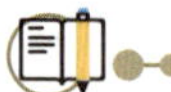

任务要求

理解术日晨护理的意义，学会术日晨护理的各项基本操作要领，能熟练完成测量四大生命体征、逐一检查术前各项基本准备工作是否完善及术后监护准备的整个过程。

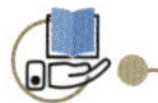

任务准备

标准化模拟病房；体温计；消毒纱布；记录本；笔；弯盘；血压计；听诊器；秒表；病历；手术标识腕带；心电监护仪；吸氧装置；输液架。

操作规范

1.操作前准备

护士洗手，戴口罩，衣帽整洁，备齐用物，携至患者病床旁。

2.操作步骤

（1）评估患者，如图1-5-1所示。核对患者的姓名、床号。解释测量体温、脉搏、呼吸、血压的目的、方法及需要患者配合的注意事项。

要求在患者安静休息状态下测量，要确认患者在测量前30 min内未进行进食、喝水、热敷、灌肠及剧烈运动相应的活动。

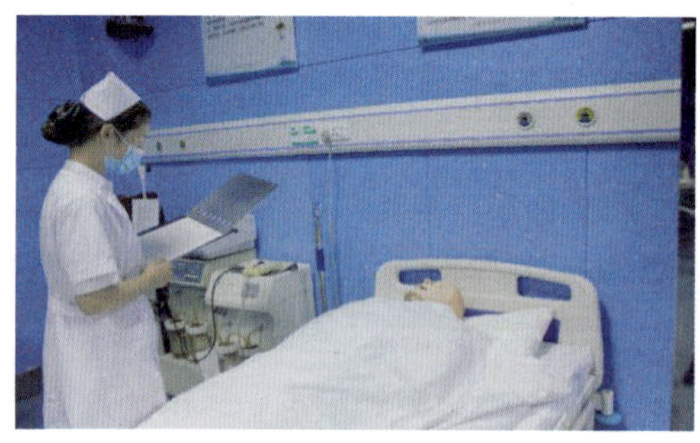

图1-5-1 评估患者

（2）测量体温（注：有些医院采用耳温仪测量体温）。

①根据患者的实际情况，选择测量部位。本处以腋测法为例。

②检查体温计，确认水银柱读数低于35℃。若高于35℃，应甩到35℃以下。

③用纱布擦干患者腋窝，将体温计水银端放于腋窝深处，紧贴皮肤。嘱患者屈臂过胸，夹紧体温计，5~10 min后取出读数。

（3）测量脉搏，如图1-5-2所示。

①仰卧位时，使患者近侧手臂放于舒适位置，腕部伸展，手掌向下。

②将食指、中指、无名指的指端（三指并拢）按在桡动脉的表面。一般患者测30 s，将测得的脉率乘以2即为每分钟的脉搏数。

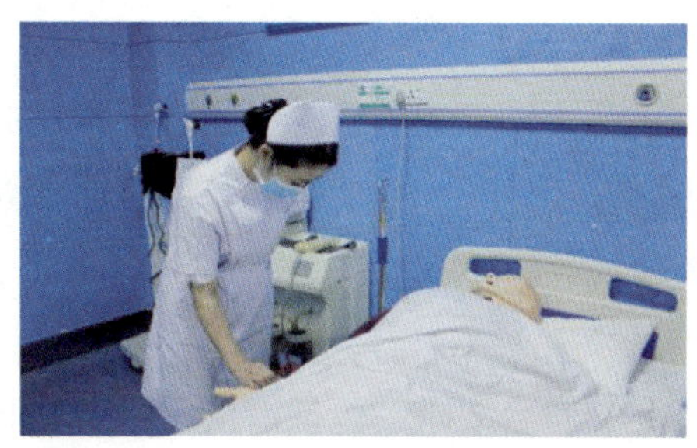

图 1-5-2　测量脉搏

（4）测量呼吸。

①将测量脉搏的手仍按在患者手腕上，观察患者胸部或腹部起伏，一呼一吸为一次。

②计数 30s，将测得的呼吸次数乘以 2，呼吸不规则的患者及婴儿要计数 1min。

（5）测量血压（注：有些医院采用电子血压计测量血压），如图 1-5-3 所示。

①测量前应检查血压计。

②患者取坐位或仰卧位，手臂、心脏、血压计应在同一水平。卷衣袖露出一侧上臂，伸直肘部，手掌向上。

③放平血压计，开启开关，将袖带的气袋中部对着肘窝平整地缠于上臂，袖带下缘距肘窝 2~3cm，松紧度以能够插入一指为宜。

④戴好听诊器，先触及肱动脉的搏动，再将听诊器的胸件紧贴肱动脉搏动处，关闭压力活门，充气至肱动脉搏动音消失，再加压 2.67~4.00kPa（20~30mmHg）。

⑤缓慢均匀放气，视线与水银面保持一致。当听到第一声动脉搏动音时，水银柱此时所示刻度为收缩压；随后动脉搏动音逐渐增强，直到动脉搏动音突然减弱或消失时，水银柱此时所示刻度为舒张压。

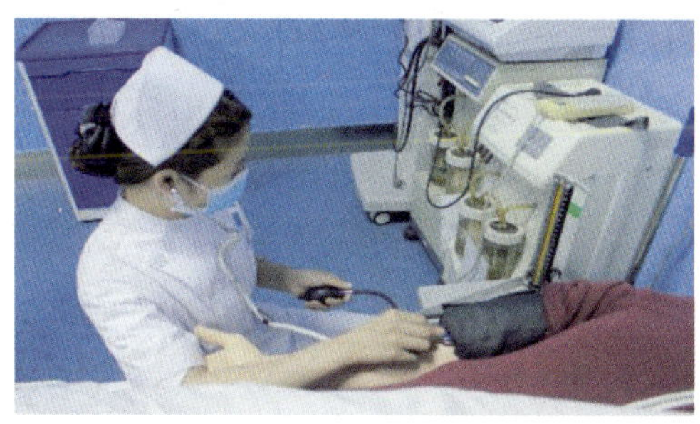

图 1-5-3　测量血压

⑥测量完毕，解去袖带，驱除剩余气体，关闭压力活门，整理袖带放入盒内，将血压计盒盖向右倾斜 45°，使水银回流入水银槽内，关闭水银槽开关。

（6）询问女性月经是否来潮，洗手，记录。

（7）如有感冒、发热、呼吸及血压发生变化或女性月经来潮，应及时报告医生，供医生参考是否延期手术。

3.肠道准备

（1）胃肠道及上腹部大手术需安置胃管，胃肠道手术及部分腹腔镜手术需灌肠。

（2）嘱患者排空大小便，预计手术时间超过4h或下腹部盆腔手术应留置导尿管，并妥善固定。

4.检查手术野皮肤

检查手术野皮肤准备是否符合要求，包括清洁手术野皮肤和去除手术部位毛发。

（1）颅脑手术备皮范围为整个头部及颈部。

（2）颈部手术备皮范围为下唇至乳头连线，两侧至斜方肌前缘。

（3）乳房及前胸手术备皮范围为上至锁骨上部，下至脐水平，两侧至腹后线，并包括同侧上臂上1/3和腋窝。

（4）胸部后外侧切口备皮范围为上至锁骨上及肩上，下至肋缘下，前后胸都超过中线5cm。

（5）腹部手术备皮范围为上起乳头水平，下至耻骨联合，两侧至腹后线，包括脐部清洁。

（6）肾区手术备皮范围为上起乳头水平，下至耻骨联合，前后均过正中线。

（7）腹股沟手术备皮范围为上起脐部水平，下至大腿上1/3内侧，两侧到腋后线，包括会阴部。

（8）会阴部及肛门手术备皮范围内为自髂前上棘连线至大腿上1/3前、内、后侧，包括会阴部、臀部、腹股沟部。

5.操作后的整理

（1）取下患者义齿、发卡、眼镜、手表、首饰等，将贵重物品妥善保管。

（2）根据医嘱，术前半小时肌注术前用药。手术开始前半小时执行医嘱，在病历临时医嘱执行栏记录执行时间并签名。严格执行“三查八对”。

（3）准备手术需要的病历、X线片、CT片、MRI片及手术患者所需药品，随手术患者带入手术室。

（4）逐一检查术前各项基本准备工作是否完善。包括测量生命体征、胃肠道准备、是否应留置尿管、手术野备皮、患者自身准备、术前医嘱、随手术患者带入的病历及药品。

（5）与手术室护士进行交接。与手术室接诊人员仔细核对患者、手术部位及名称等，做好交接。

（6）准备术后监护或监护室。准备病床，备好床旁用物，如胃肠减压器、输液架、吸氧装置、吸痰器、心电监护仪等。

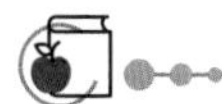

考核标准

术日晨护理操作评分标准

班级： 姓名： 学号： 得分：

项目	操作要点	分值	得分
操作前准备（5分）	护士洗手、戴口罩，衣帽整洁，备齐用物	5	
测量体温、脉搏、呼吸、血压（40分）	1.核对患者的姓名、床号。 2.解释测量体温、脉搏、呼吸、血压的目的和方法及需要患者配合的注意事项。 3.要求患者安静休息5~10min。 4.请患者在测量前30min内避免下列相应的活动：进食、喝水（术前患者常规禁饮食）、热敷、灌肠及剧烈运动	10	
	测量体温：选择测量部位，体温计是否甩到35℃以下。用纱布擦干患者腋窝，将体温表水银端放于腋窝深处，嘱患者屈臂过胸，夹紧体温计	5	
	测量脉搏：嘱患者将手臂放于舒适位置，腕部伸展、手掌向下，将食指、中指、无名指的指端（三指并拢）按在桡动脉的表面，测30s，将测得的脉率乘以2即为每分钟的脉搏数	5	
	测量呼吸：将测量脉搏的手仍放在患者手腕上，观察患者胸部或腹部起伏，一呼一吸为一次	5	
	测量血压：检查血压计，患者手臂、心脏、血压计应在同一水平。袖带下缘距肘窝2~3cm，松紧度以能够插入一指为宜。将听诊器的胸件紧贴肱动脉搏动处，关闭压力活门，充气至肱动脉搏动音消失。再加压2.67~4.00kPa（20~30mmHg）。缓慢均匀放气，视线与水银面保持一致。当听到第一声动脉搏动音时，水银柱此时所示刻度为收缩压；随后动脉搏动音逐渐增强，直到动脉搏动音突然减弱或消失时，水银柱此时所示刻度为舒张压。测量完毕，解去袖带，驱除剩余气体，关闭压力活门，整理袖带放入盒内，将血压计盒盖向右倾斜45°，使水银回流入水银槽内，关闭水银槽开关	12	
	询问女性月经是否来潮，洗手，记录	3	
检查是否安置胃管，尿管及灌肠（10分）	胃肠道及上腹部大手术需安置胃管，胃肠道手术及部分腹腔镜手术需灌肠	5	
	嘱患者排空大小便，预计手术时间超过4h或下腹部盆腔手术应留置导尿管，并妥善固定	5	
检查皮肤准备情况（5分）	检查手术野皮肤准备是否符合要求，包括清洁手术野皮肤和去除手术部位毛发	5	

续表

项目	操作要点	分值	得分
物品保管（5分）	取下义齿、发卡、眼镜、手表、首饰等，将贵重物品妥善保管	5	
术前用药（5分）	1.根据医嘱，术前半小时肌注术前用药； 2.手术开始前半小时执行医嘱，在病历临时医嘱执行栏记录执行时间并签名。严格执行“三查八对”	5	
手术所需物品准备（5分）	准备手术需要的病历、X线片、CT片、MRI片及手术患者所需药品，随手术患者带入手术室	5	
术前检查（5分）	逐一检查术前各项基本准备工作是否完善，测量生命体征、胃肠道准备、是否应留置尿管、手术野备皮、患者自身准备、术前医嘱、随手术患者带入的病历及药品	5	
与手术室护士交接（5分）	与手术室接诊人员仔细核对患者姓名、手术部位及名称等，做好交接	5	
准备术后监护（10分）	准备病床，备好床旁用物，如胃肠减压器、输液架、吸氧装置、吸痰器、心电监护仪等	10	
综合表现（5分）	符合礼仪标准，自我介绍清楚，体贴爱护患者，语言恰当亲切，护患沟通自然、动作轻柔、优美，操作正规、熟练	5	

任务检测

1.下列术日晨的准备工作错误的一项是（　　）。

A.根据不同情况给予术前用药　　B.女性患者要注意是否月经来潮

C.有活动义齿的要取下　　D.术前均要灌肠

E.嘱咐患者排尿

2.下述晨间护理的内容，不包括（　　）。

A.协助患者刷牙漱口　　B.协助患者梳头

C.进行背部及受压部位皮肤按摩　　D.热水泡脚

E.开窗通风

3.下列属于晨间护理内容的是（　　）。

A.制订治疗计划　　B.执行各项医嘱

C.了解患者的夜间睡眠情况　　D.清洗会阴

E.协助患者做常规辅助检查

4.术前的一般准备中，不正确的是（　　）。

A.手术区皮肤准备

B.术前排便练习

C.做好血型鉴定和交叉配血实验

D.术前12h禁食，但胃肠以外手术可不禁食

E.胃肠道及上腹部大手术需要安置胃管

5.关于术前准备的叙述，错误的是（ ）。

A.术前戒烟

B.急性呼吸道感染的患者感染控制后再手术

C.术前晨测体温

D.术前晚可给镇静剂

E.急诊手术必须灌肠

参考答案

任务六

外科常用包扎技术

任务目标

1.学习目标

（1）掌握外科常用包扎技术的基本原理和步骤。

（2）掌握不同部位和不同用途的包扎技术。

（3）学会如何选择适当的包扎材料和工具。

（4）掌握包扎技术的基本注意事项和常见错误。

2.能力目标

（1）能够准确识别患者的包扎需求，并选择合适的包扎技术。

（2）能够熟练掌握常用的包扎技术，确保包扎效果达到预期。

（3）能够正确选择和使用包扎材料和工具，提高包扎质量。

（4）能够根据患者的病情和个体差异，灵活调整包扎技术。

3.思政目标

（1）培养责任感和使命感，始终把患者的安全和健康放在第一位。

（2）倡导敬业精神，不断提高专业知识和技能水平。

（3）崇尚团队合作，与同事协作配合，共同完成工作任务。

任务导入

一位32岁的男性患者因为股骨骨折而接受手术治疗。手术后，外科护士需要进行包扎并及时更换伤口敷料。外科护士需要掌握外科常用包扎技术，以确保包扎质量，预防感染并促进伤口愈合。在此情境下，请思考以下问题。

问题1：请列举出适合该患者股骨骨折部位的两种常用包扎技术，并说明它们的优缺点分别是什么。

问题2：在更换伤口敷料时，护士需要注意哪些关键点？

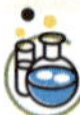

任务要求

理解包扎技术的重要性和意义；学会常用的包扎技术。

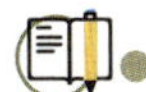

任务准备

标准化模拟外科实训室；实训用物：橡胶止血带、气压止血带、多头带、模型人等。

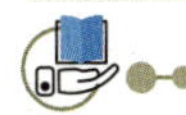

操作规范

1.包扎前准备

护士着装整洁，进入标准化模拟外科实训室，准备好实训用物：橡胶止血带、气压止血带、多头带、模型人等。注意：着装整洁，帽子应将头发全部遮盖，口罩必须盖住口鼻，并修剪指甲，清洁洗手。

2.常用包扎技术的目的、方法及步骤

（1）目的：保护伤口、减少污染、固定敷料、辅以止血和伤部固定。在急救时根据部位选用包扎方法，要求固定牢靠和松紧适度。

（2）方法及步骤。

①绷带卷包扎法：常用的方法有环形包扎法、蛇形包扎法、螺旋形包扎法、螺旋反折形包扎法、8 字形包扎法、回返形包扎法等。包扎时要掌握“三点一走行”，即绷带的起点、止点、着力点（多在伤处）和走行方向顺序。

a.环形包扎法：是所有包扎方法的起始与结束，适用于手腕、肢体、胸、腹等部位的包扎。

b.蛇形包扎法：用卷轴带斜行缠绕，每圈之间保持一定距离而不相重叠。此法用于固定敷料、扶托夹板。

c.螺旋形包扎法：呈螺旋状缠绕，每圈遮盖前圈的 1/3 或 1/2。此法用于上周径、下周径近似一致的部位，如上臂、大腿、手指或躯干等（见图 1-6-1）。

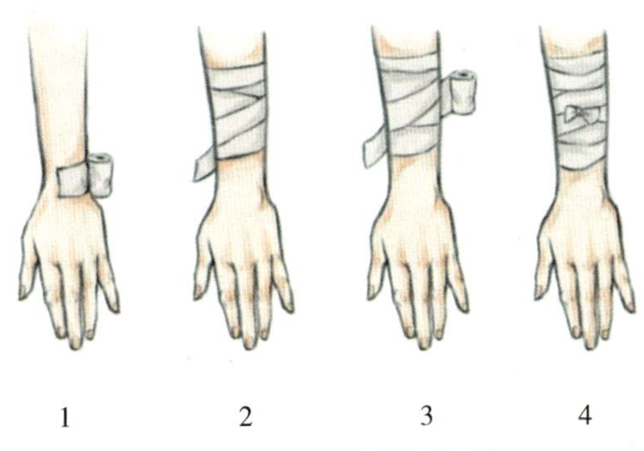

图 1-6-1　螺旋形包扎法

d.螺旋反折包扎法：此法与螺旋包扎法相同，但每圈必须反折。反折时，以左手拇指压住绷带上的折转处，右手将卷带反折向下；然后围绕肢体拉紧，每圈盖过前圈的 1/2 或 1/3，每一圈的反折必须整齐地排列成一直线，但折转处不可在伤口或骨突起处。此法多用于肢体周径悬殊不均的部分，如前臂、小腿等（见图 1-6-2）。

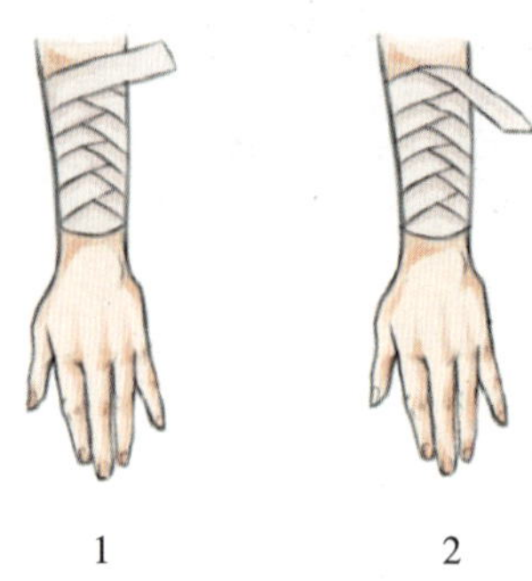

图 1-6-2　螺旋反折包扎法

e.8 字形包扎法：用绷带斜形缠绕，向上、向下相互交叉做 8 字形包扎，依次缠绕。每圈在正面与前圈交叉，并叠盖前圈 1/3 或 1/2 。此法多用于固定关节，如肘、腕、膝、踝等关节（见图 1-6-3）。

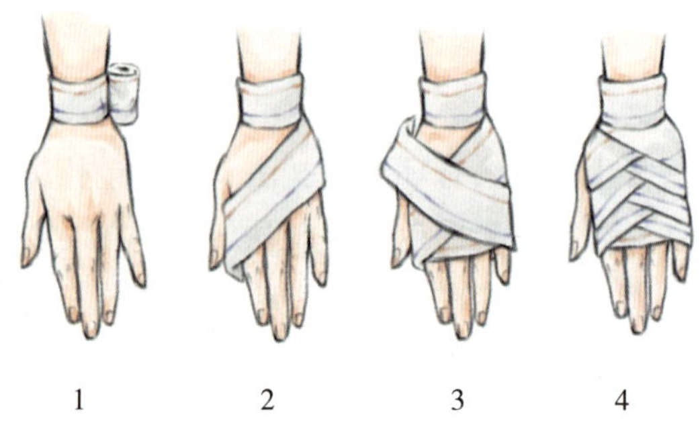

图 1-6-3　8 字形包扎法

f. 回返包扎法：在包扎部位先做环形固定，然后从中线开始，做一系列的前后、左右来回返折包扎，每次回到出发点，直至全部被包完为止。此法多用于指端、头部或截肢部（见图 1-6-4）。

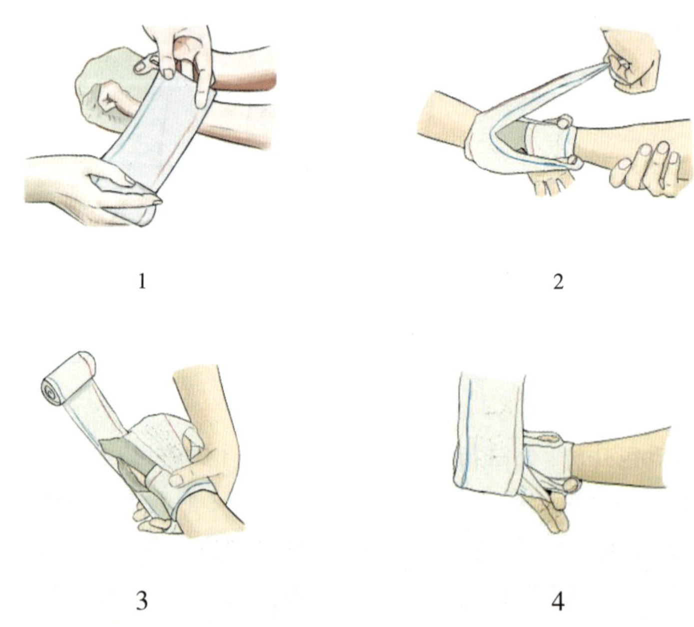

图 1-6-4　回返包扎法

②绷带包扎的注意事项。

a.包扎前准备：包扎部位须清洁干燥，对皮肤皱襞处、骨隆突处、皮肤薄弱处应加棉垫、衬垫、纱布保护。

b.包扎体位：患者位置舒适，对肢体应保持功能位。

c.绷带选用：根据包扎部位选择绷带。一般包手部用宽度3cm左右绷带卷，头部、四肢用5cm左右绷带卷，躯干用8cm左右绷带卷。

d.包扎操作：一般应自远心端向躯干包扎，以环形开始，环形结束。包扎时用力要均匀，不可过松过紧。绷带结束打结处不应在伤处、发炎处、骨突起处、四肢内侧面、患者坐卧受压部位及易受摩擦部位。

e.绷带拆除：拆除绷带应先自固定端，顺着包扎相反方向松解，两手相互传递绕下。

③三角巾包扎法：三角巾应用范围广，操作方法简便、易于掌握，包扎面积大，效果显著，尤其是适用于大面积烧伤与软组织创面的包扎。但不便于加压，也不够牢固。身体各部分的三角巾包扎法包括锁臂悬吊、头部包扎、胸部包扎等（见图1-6-5）。

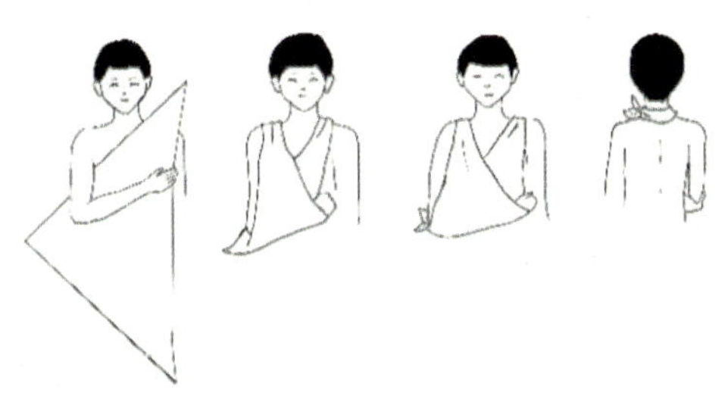

1.颈臂悬吊

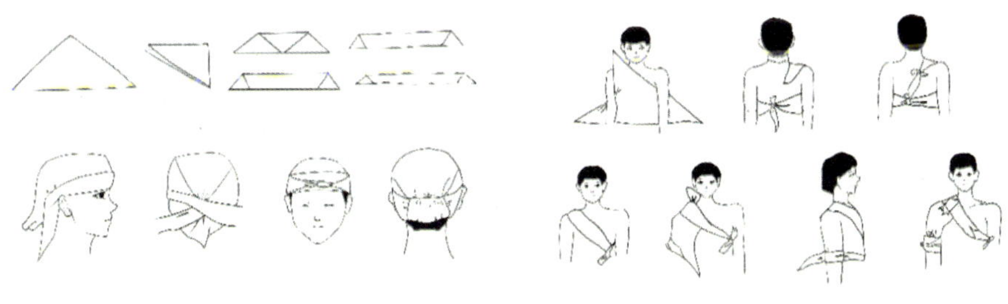

2.头部包扎　　3.胸部包扎

图1-6-5　三角巾包扎法

④丁字带：可分单丁字带和双丁字带两种。单丁字带多用于女伤员；双丁字带多用于男伤员。主要起扶托会阴部及外生殖器上的敷料作用。

⑤四头带：将长方形的细布两端剪开即成。四头带是用来固定头、下颌、鼻、眼或膝关节等部位的敷料。其大小可根据应用部位的不同来制作。

⑥多头带：主要用于包扎胸部、腹部。

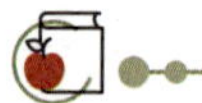

考核标准

外科常用包扎技术评分标准

班级：　　姓名：　　学号：　　得分：

项目	操作要点	分值	得分
个人准备（10分）	基本要求：着装整洁，帽子应将头发全部遮盖，口罩必须盖住口鼻，并修剪指甲，清洁洗手	10分	
绷带包扎（60分）	能说出绷带包扎的目的、方法、要求、操作的注意事项等	5分	
	能正确在模型人或者模拟患者身体的相应部位上完成环形包扎、蛇形包扎、螺旋形包扎、螺旋反折形包扎、8字形包扎、回返形包扎6种方法（每种包扎方法各8分）	48分	
	包扎操作应注意： 1.一般应自远心端向躯干包扎，以环形开始，环形结束； 2.包扎时用力要均匀，不可过松过紧； 3.绷带结束打结处不应在伤处、发炎处、骨突起处、四肢内侧面、患者坐卧受压部位及易受摩擦部位； 4.包扎完成后外观整洁、美观	7分	
三角巾包扎（20分）	能说出三角巾包扎的目的、方法、要求及操作的注意事项等	5分	
	能独立完成常用的几种三角巾包扎方法，如颈臂悬吊、头部包扎、胸部包扎等	15分	
综合表现（10分）	包扎前自身着装整洁，物品准备充分，熟悉各种包扎方法，操作熟练，符合要求	10分	

任务检测

1.头顶帽式包扎时三角巾的底边应置于伤员的哪个部位？（　　）

A.前额齐眉处　　B.发际线

C.伤口边缘　　D.前额中线

2.环形包扎法常用于身体哪些部位的包扎？（　　）

A.肢体粗细较均匀处　　B.头颅包扎

C.髋关节　　D.手足包扎

3.螺旋包扎适用于身体哪些部位的包扎？（　　）

A.粗细相等的肢体　　B.头颅包扎

C.髋关节　　D.手足包扎

4.加压包扎止血时，敷料要至少（　　）。

A.与伤口大小相同　　B.超过伤口边缘3cm

C.超过伤口边缘1cm　　D.比伤口周边小

5.包扎四肢时，应使指、趾端外露，以便（　　）。

A.活动手指、脚趾　　B.生活方便

C.透气、好清洗　　D.观察血液循环

6.四肢大动脉出血或采用加压包扎后不能有效控制的大出血应采用（　　）。

A.加压包扎止血法　　B.按压止血法

C. 指压止血法　　D.止血带止血法

E.用止血钳直接夹闭血管的断端

7.四肢小动脉、中小静脉或毛细血管出血应采用（　　）。

A.加压包扎止血法　　B.按压止血法

C.指压止血法　　D.止血带止血法

E.用止血钳直接夹闭血管的断端

8.抢救脊柱骨折的伤员时，应（　　）。

A.采取保暖措施　　B.用软板担架运送

C.用三角巾固定　　D.扶持伤者移动

E.以上方法均正确

参考答案

任务七

止血带使用（止血）技术

任务目标

1.学习目标

（1）理解止血带的定义、作用、种类和使用原则。

（2）掌握止血带的使用方法，包括止血带的选择、位置固定和拉紧程度等。

（3）掌握使用止血带时常见的注意事项、禁忌证和并发症，以及相应的处理方法。

2.能力目标

（1）能够正确选择不同种类的止血带，并在适当的时候使用，达到有效止血的目的。

（2）能够准确、迅速地确定止血带的固定位置和拉紧程度，确保止血效果的同时减少不必要的损伤和疼痛。

（3）能够及时、科学地处理使用止血带时出现的问题，如疼痛、压迫损伤、感染等。

3.思政目标

（1）强化安全意识，加强对紧急情况下的医疗救护和急救技术的学习和掌握，提高对患者生命安全的责任感和使命感。

（2）培养团队协作精神，重视与其他医护人员之间的沟通与协作，共同为患者的健康服务。

（3）加强医学伦理和专业道德的教育，确保在使用止血带等医疗器械时遵循专业道德和伦理规范，不断提升医疗服务的质量和水平。

任务导入

一名年轻男性由于车祸其手部被严重切割，导致大量出血。现场的医护人员需要迅速采取措施止血。在这种紧急情况下，正确使用止血带是至关重要的。

问题1：请列举两种常用的止血带，并介绍它们的使用原则和适用场景。

问题2：在使用止血带时，医护人员需要注意哪些关键点，以确保止血的效果和患者的安全？

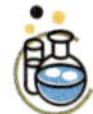

任务要求

理解使用止血带止血的目的和临床意义；掌握使用止血带止血的适应证、注意事项；能灵活运用止血带止血技术。

任务准备

标准化模拟外科护理实训室（急救室）；实训用物：橡胶止血带、气压止血带、绷带、模型人等。

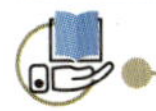

操作规范

1.橡胶止血带止血适应证

四肢活动性大出血。

2.橡胶止血带止血前准备

（1）用物准备：橡胶止血带；棉垫；红色标记小卡片。

（2）自身准备：着装整洁。

（3）患者准备：患者取端坐位。

3.操作步骤（以上肢上止血带为例）

（1）抢救人员固定患者伤肢。

（2）于伤肢上臂上段紧贴皮肤处垫棉垫 1 块。

（3）用橡胶止血带于上臂上段不低于上、中 1/3 交界处缚扎止血。

（4）判断止血效果。

（5）用红色标记小卡片标明时间。

4.注意事项

（1）止血带要选用弹性好的橡胶管或纱布，不可使用非弹性的绳索、电线。

（2）止血带系于伤口上端（上臂中段不可上止血带，以免损伤桡神经），不可过紧，也不可过松。以出血停止并摸不到动脉搏动为度。

（3）不可直接缠绕于皮肤，其间应垫以布单、毛巾等物。缠绕时，皮肤不能有皱褶。

（4）每隔 60 min 松开一次，每次松开 2~3 min。

（5）标签注明上止血带的时间和放松时间。

5.效果判断

（1）伤口未见活动性出血及渗血。

（2）伤侧肢体动脉搏动消失。其中，上肢：桡动脉搏动消失；下肢：足背动脉搏动消失。

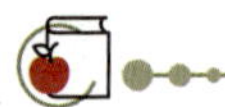

考核标准

止血带使用（止血技术）评分标准

班级：　　　　姓名：　　　　学号：　　　　得分：

项目	操作要点	分值	得分
个人准备（10分）	1.着装整洁； 2.有急救意识	10	
物品准备（10分）	用物准备齐全： 1.橡胶止血带； 2.棉垫； 3.红色标记小卡片； 4.其他用物	10	
操作步骤（60分）	1.抢救人员固定患者伤肢	10	
	2.于伤肢上臂上段紧贴皮肤处垫棉垫1块	10	
	3.用橡胶止血带于上臂上段不低于上、中1/3交界处缚扎止血带	20	
	4.判断止血效果	10	
	5.用红色标记小卡片标明时间	10	
综合表现（20分）	着装符合要求，物品准备齐全，操作流程熟练，动作准确，急救止血效果好	20	

任务检测

1.用止血带止血时，不正确的方法是（　　）。

A.止血带不可过细或过窄

B.记录扎止血带的时间

C.止血带松紧以远端动脉搏动微弱为宜

D.上止血带部位衬软垫

E.上肢出血应在上1/3处扎止血带

2.用于限制患者坐起的约束方法是（　　）。

A.加床栏　　B.约束腕部

C.约束踝部　　D.固定双膝

E.固定肩部

3.四肢用止血带止血时连续阻断血流一般不超过（　　）。

A.30min　　B.60min

C.90min　　D.120min

E.150min

4.有关止血带止血正确的是（　　）。

A.禁止用铁丝，麻绳和电线代替止血带

B.止血带应放在伤口的近端

C.每隔 40～50min 要放松 3～5min

D.以上均正确

5.止血带一般适用于（　　）。

A.皮肤擦伤的出血

B.四肢活动性大出血

C.胸部损伤伤口的出血

D.腹部损伤伤口的出血

E.颈部损伤的大出血

参考答案

任务八

清创技术

任务目标

1.学习目标

（1）理解清创的定义、目的和原则，以及清创的重要性。

（2）掌握不同类型伤口的清创原则和方法，包括物理清创和化学清创。

（3）学习清创所需的器械和材料的选择、操作步骤和注意事项。

（4）了解清创后的伤口处理和敷料选择的基本知识。

2.能力目标

（1）能够准确评估伤口的类型和程度，并根据需要选择合适的清创方法。

（2）能够熟练操作清创器械和使用各种清创剂，进行有效的伤口清洁和清创处理。

（3）能够正确判断清创的效果，并根据情况决定是否需要进一步处理或修复伤口。

（4）能够正确选择和使用合适的敷料和覆盖材料，以促进伤口的愈合和预防感染。

3.思政目标

（1）加强安全意识和职业道德，理解清创过程中的风险和职业责任，确保操作过程的安全性和患者的权益。

（2）培养团队合作精神，重视与其他医护人员的协作，共同为患者提供卓越的医疗服务。

（3）强化医学伦理和职业道德教育，注重患者隐私和尊严的保护，以及对患者心理、情感需求的关怀。

任务导入

在一次登山活动中，一名登山者不慎滑倒，导致腿部受伤。他的腿部存在较大的伤口，需要进行清创处理。在这种情况下，正确的清创技术将起到至关重要的作用。

问题1：清创的目的是什么，在清创过程中，有哪些原则需要遵循？

问题2：在进行物理清创时，常用的器械有哪些？请列举一些常见的物理清创方法。

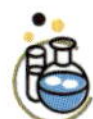

任务要求

理解清创术的目的和临床意义，学会清创术的操作方法，严格遵守无菌操作规则。

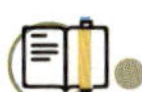

任务准备

标准化模拟外科实训室（清创室）；清创用物：清创器械包、双氧水、生理盐水、创伤模型等。

操作规范

1. 清创适应证

（1）8h以内的开放性伤口应行清创术。

（2）污染较轻的伤口、头面颈部伤口、早期已应用抗生素的伤口，清创时间可延长至12~24h内。注意：如伤口已明显感染，失去清创时机者，则应加强换药，积极控制感染。

2. 清创前准备

（1）自身准备：小伤口清创应着装整洁；大伤口清创按照术前准备（洗手、穿衣、戴手套）完成清创前准备。

（2）伤情判断及清创术前准备。

①清创前须对伤员进行全面评估，如有休克，应先抢救，待休克好转后争取时间进行清创。

②如颅脑、胸、腹部有严重损伤，应先予处理。如四肢有开放性损伤，应注意是否同时合并骨折，拍摄X线片协助诊断。

③应用止痛和术前镇痛药物。

④如伤口较大，污染严重，应预防性应用抗生素。

⑤针对开放性损伤，注射破伤风抗毒素（TAT）预防破伤风，轻者用量1 500IU，重者用量3 000IU。

3. 麻醉方式

（1）上肢清创可用臂丛神经或腕部神经阻滞麻醉。

（2）下肢清创可用硬膜外麻醉。

（3）较小、较浅的伤口可使用局麻。

（4）较大、复杂严重的伤口则可选用全麻。

4. 操作步骤

（1）清洗去污，分清洗皮肤和清洗伤口两步。

①清洗皮肤：用无菌纱布覆盖伤口，再用汽油或乙醇擦去伤口周围皮肤的油污。术者按常规方法洗手、戴手套，更换覆盖伤口的纱布，用软毛刷蘸消毒皂水刷洗皮

肤，并用凉白开冲净。然后换另一支毛刷再刷洗一遍，用消毒纱布擦干皮肤。两遍刷洗共约 10min。

②清洗伤口：去掉覆盖伤口的纱布，以生理盐水冲洗伤口，用消毒镊子或小纱布球轻轻除去伤口内的污物、血凝块和异物。

（2）清理伤口。施行麻醉，擦干皮肤，用碘伏消毒皮肤，铺盖无菌手术巾准备手术。术者重新洗手并给手消毒，穿无菌手术衣，戴无菌手套后即可清理伤口。

①对浅层伤口，可将伤口周围不规整皮肤缘切除 0.2~0.5cm，切面止血，清除血凝块和异物，切除失活组织和明显挫伤的创缘组织（包括皮肤和皮下组织等），并随时用无菌盐水冲洗。创口尽可能做成梭形，以利缝合。

②对深层伤口，应彻底切除失活的筋膜和肌肉（肌肉切面不出血，或用镊子夹持不收缩者，表示已坏死），但不应将有活力的肌肉切除，以免切除过多而影响功能。为了处理较深的伤口，有时可适当扩大伤口和切开筋膜，清理伤口直至比较清洁，显露血液循环较好的组织。如同时有粉碎性骨折，应尽量保留骨折片；已与骨膜游离的小骨片则应予清除。

③浅部贯通伤的出入口较接近者，可将伤道间的组织桥切开，变两个伤口为一个。如伤道过深，不应从入口处清理深部，而应从侧面切开处清理伤道。

④伤口如有活动性出血，在清创前可先用止血钳夹，或临时结扎止血。待清理伤口时重新结扎，除去污染线头。渗血可用温盐水纱布压迫止血，或用凝血酶等局部止血剂止血。

（3）修复伤口。清创后再次用生理盐水清洗伤口。再根据污染程度、伤口大小和深度等具体情况，决定伤口是开放换药还是缝合，是一期缝合还是延期缝合。未超过 12h（如头皮裂伤污染较轻，则可在 24h 内）的清洁伤口可一期缝合；大而深的伤口，在一期缝合时应放置引流条；污染重的或特殊部位不能彻底清创的伤口，应延期缝合，即在清创后先于伤口内放置凡士林纱布条引流，待 4~7 日后，如伤口组织红润，无感染或水肿时再缝合。头部和面部血管丰富，愈合力强，损伤时间虽长，只要无明显感染，仍应争取一期缝合。

缝合伤口时，不应留有无效腔，张力不能太大。对重要的血管损伤应修补或吻合；对断裂的肌腱和神经纤维应修整缝合。显露的神经和肌腱应以皮肤覆盖；开放性关节腔损伤应彻底清洗后缝合；胸腹腔的开放性损伤应彻底清创后，放置引流管或引流条。

5.术中注意事项

（1）清创的基本标准：肉眼观察创面干净无异物，组织血液循环良好，创口外大内小（V形或碟形），无活动性出血。

（2）伤口清洗是清创的重要步骤，必须反复用大量生理盐水冲洗，务必使伤口清洁后再做清创。选用局麻者，只能在清洗伤口后麻醉。

（3）清创时既要彻底切除已失去活力的组织，又要尽量保护存活的组织，这样才能避免伤口感染，促进愈合，保存功能。

（4）组织缝合必须避免张力太大，以免造成缺血或坏死。

6.术后处理

（1）根据全身情况输液或输血。

（2）合理应用抗生素，防止伤口感染，促使炎症消退。

（3）注射破伤风抗毒素；如伤口深、污染重，应同时肌内注射气性坏疽抗毒血清。

（4）抬高伤肢，促使血液回流。

（5）注意伤肢血运、伤口包扎松紧是否合适、伤口有无出血等。

（6）根据引流情况，在术后24~48h内拔除伤口引流条。

（7）伤口出血或发生感染时，即应拆除缝线，检查原因，进行处理。

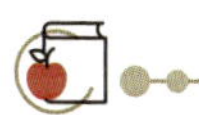

考核标准

外科清创技术评分标准

班级：　　姓名：　　学号：　　得分：

项目	操作要点	分值	得分
个人准备（10分）	1.小伤口清创应着装整洁。 2.大伤口清创手术时，按照术前准备（洗手、穿衣、戴手套）完成清创前准备	10	
物品准备（10分）	清创用物准备齐全： 1.清创器械包1套。 2.双氧水1瓶。 3.生理盐水1瓶。 4.碘伏消毒液1瓶。 5.无菌敷料若干	10	
操作步骤（60分）	1.清洗皮肤、清洗伤口顺序正确，不留异物	15	
	2.清理伤口符合要求	20	
	3.缝合操作方法正确，符合要求	25	
综合表现（20分）	着装符合清创术要求，物品准备齐全，操作流程熟练，动作轻柔准确，无菌原则强	20	

任务检测

1.进行清创术的最佳时间为（　　）。

A.伤后6~8h内　　B.超过8h

C.伤后12~24h内进行　　D.超过24h

E.以上都对

2.清创术缝合的基本原则是（　　）。

A.先缝合，关闭与口、鼻腔和上额窦等腔窦相通的创口

B.对裸露的骨面应争取用软组织覆盖

C.创口较深者要分层缝合，消灭无效腔

D.面部创面的缝合要用小针细线，创缘要对位平整

E.以上均是

3.关于清创术，下列说法错误的是（　　）。

A.可使污染伤口转变为清洁伤口

B.清创术时常需适当扩大创口

C.是开放性损伤变为闭合性损伤

D.是处理开放性损伤不常用的手段

E.未超过12h的清洁伤口可一期缝合

4.清创术应用于（　　）。

A.清洁伤口　　B.任何时间的伤口

C.污染伤口　　D.感染伤口

E.以上都不是

5.清创术的目的在于（　　）。

A.争取创伤二期愈合　　B.促进后期肉芽组织生长

C.使污染伤口转变为清洁伤口　　D.清洗去污

E.局部应用抗生素

参考答案

项目二

手术室护理技术

项目概述

通过制订针对手术室护理技术的学习计划，提高护理专业技能和知识水平。本项目涉及常用外科手术器械的辨认、使用和传递，手术体位安置，手术基本技术与护理配合，无菌手术器械台的铺置，手术护士术前自身无菌准备，手术器械物品清点技术，手术床的使用，腹腔镜手术设备的使用，以及手术区铺单。通过本项目的学习，读者除能够获得理论知识，还可以进行实际操作的练习和案例分析，能够掌握各种手术技术和护理技术的配合技巧，提高临床工作的服务质量和工作效率。

任务一

常用外科手术器械的辨认、使用与传递

任务目标

1.学习目标

（1）能够准确辨认常用的外科手术器械。

（2）能够熟练使用手术器械，并保证器械的安全性。

（3）能够了解不同手术器械在手术中的应用及作用。

（4）能够遵循手术室的操作规程，正确传递手术器械。

2.能力目标

（1）具备辨认手术器械的能力，包括器械的名称、用途和特点等。

（2）具备正确使用手术器械的技能，包括操作方法、手法以及器械的清洁、消毒等。

（3）具备判断手术器械是否适用于特定手术的能力，包括器械的大小、形状、材质等。

（4）具备传递手术器械的能力，包括正确的传递方式、传递顺序以及传递时的注意事项等。

3.思政目标

（1）强化安全意识，保证手术器械的使用安全性。

（2）强调协作意识，确保手术器械能够及时、准确地传递。

（3）强化团队合作意识，保障手术的成功进行。

任务导入

小丽在一次外科手术中负责患者的手术护理工作，该手术需要使用到多种手术器械。在手术过程中，医生需要换用一种新的手术器械，但小丽对该器械的名称、用途和特点并不熟悉。此时，小丽应该如何应对？

问题1：请列举出辨认手术器械的方法和注意事项。

问题2：请描述手术器械的传递方式，以及有哪些注意事项。

任务准备

理实一体化多媒体演示教室；外科常用手术器械：各种大小型号手术刀、手

术剪、钳、镊、针、拉钩、缝线、吸引器头、部分专科器械（腹腔镜等）、纱布、纱垫若干等。

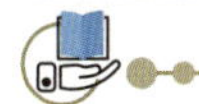

操作规范

1.器械辨认

（1）手术刀。

①组成。

a.刀柄：包括3号、4号、7号。

b.刀片：包括尖刀片、圆刀片、镰刀片。

c.电刀：包括电凝钩，加强电刀（对组织损害大）。

d.激光刀（最先进）。

②执法。手术刀执法包括以下四种，如图2－1－1所示。

a.持弓式：最常用的一种执刀方式，动作范围广而灵活，用于较长的皮肤切口和腹直肌前鞘的切开等。

b.执笔式：用力轻柔，操作灵活准确，便于控制刀的动度，用于短小切口及精细手术，如解剖血管、神经及切开腹膜等。

c.握持式：控刀比较稳定。用于切割范围广、组织坚厚、用力较大的切开，如截肢、肌腱切开、较长的皮肤切口等。

d.反挑式：执笔式的一种转换形式，刀刃向上挑开，以免损伤深部组织。用于切开脓肿、血管、气管、胆总管或输尿管等空腔脏器，以及切断钳夹的组织或扩大皮肤切口等。

③用途。切开组织、钝性分离（刀柄）。

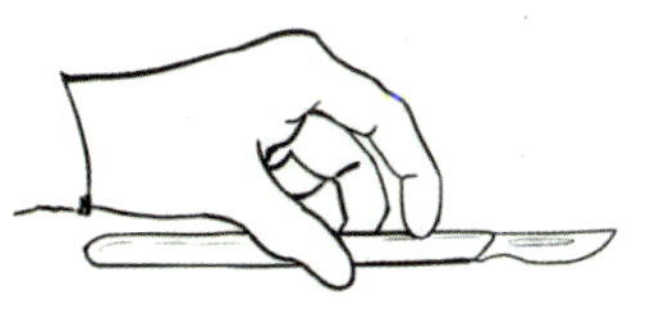

1.持弓式

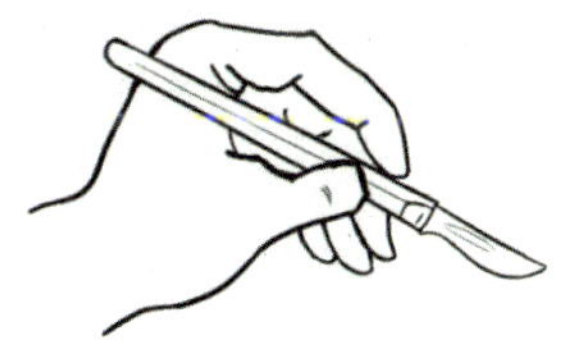

2.执笔式

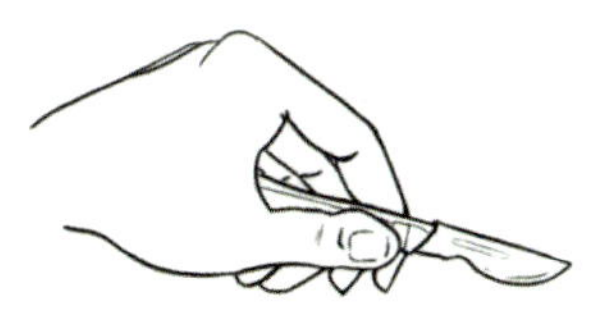

3.握持式

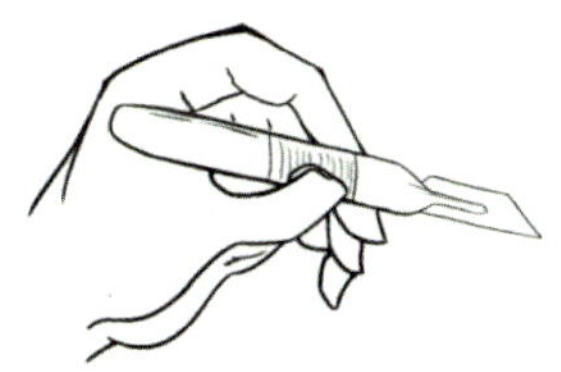

4.反挑式

图2－1－1　手术刀执法

（2）手术剪。手术剪的分类如图2－1－2所示。

①组织剪：刃薄、锐，用于分离、解剖和剪开组织。

②线剪：刃钝、厚，用于剪纱布块，缝合线。

③拆线剪：有缺口，缺口一侧用来挑线，用于拆线。

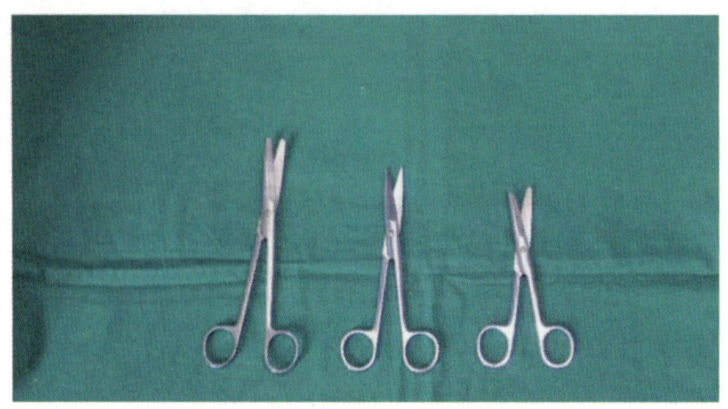

图 2-1-2　组织剪、线剪和拆线剪

（3）钳。

①血管钳（止血钳）。血管钳（见图 2-1-3）分大、中、小、蚊式和特殊钳，有齿、无齿，有钩（Kocher钳）、无钩，用于止血、分离挟持组织、钳闭引流管及协助缝合等。

直钳用于浅部组织的止血。

蚊式止血钳用于精细手术的止血和分离。

弯钳用于深部组织的止血。

有齿钳用于挟持较厚、易滑脱的组织，也可用于切除组织的挟持。

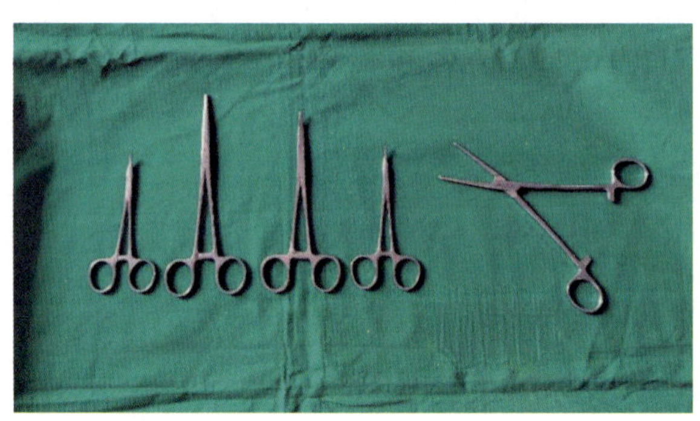

图 2-1-3　常用血管钳

②卵圆钳（海绵钳）。卵圆钳（见图 2-1-4）分弯、直、有齿、无齿。无齿用于夹持脏器、协助暴露；有齿用于夹持消毒的纱布、敷料、引流管等。

③布巾钳。布巾钳用于固定敷料，保护切口；还可以用于骨折时肋骨的固定。

④持针钳（持针器）。持针钳（见图 2-1-5）有不同长度及直弯之分，用于夹持缝针、协助缝线打结。使用时的注意事项如下。

a.装载刀片时，夹取刀片的刀背前端，听到响声表明装载成功；卸载刀片时，夹取刀背末端轻轻抬离刀柄凸起，顺刀柄槽往前平推即可。

b.夹持缝针时，缝针应夹在靠近持针钳的尖端，夹取缝针针尾后 1/3 处，缝线应重叠 1/3，操作中持针钳应处于夹闭状态。

c.传递时，器械护士右手捏住持针器的中部，针尖向外侧，利用手腕的运动，适力将柄环部拍打在术者掌心上。

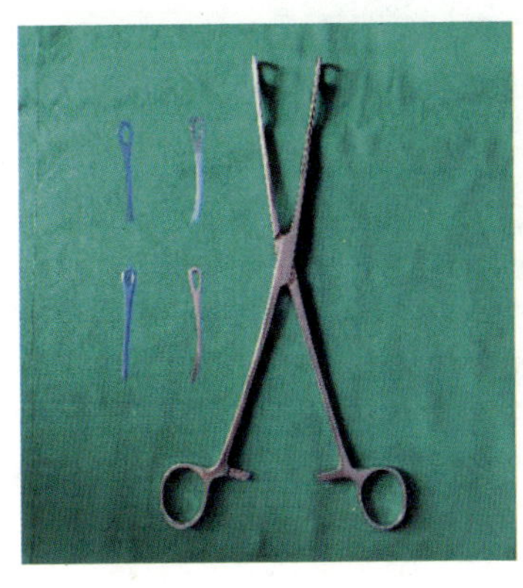

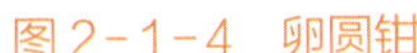

图2-1-4 卵圆钳

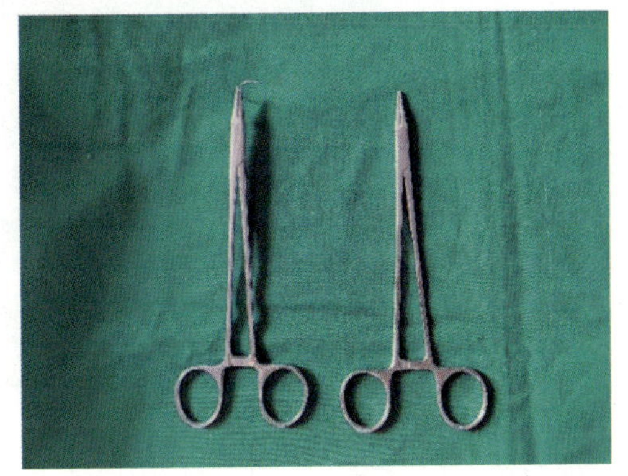

图2-1-5 常用持针钳

⑤组织钳（鼠齿钳、Allis钳）。组织钳（见图2-1-6）用于夹持皮肤及被切除的组织，不易滑脱。如皮瓣、筋膜和瘤体的摘除。

⑥阑尾钳。阑尾钳（见图2-1-7）用于阑尾手术，夹持力强，对组织损伤大。只能用于夹持坏死或需要切除的组织。注意：阑尾钳与组织钳的区别：二者齿纹不同，组织钳钳头没有空洞。

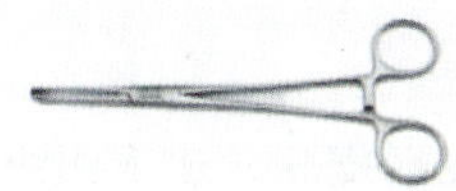

图2-1-6 组织钳

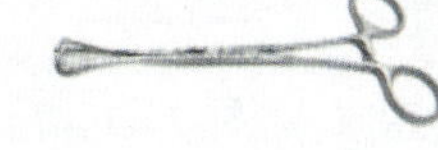

图2-1-7 阑尾钳

⑦肠钳。肠钳（见图2-1-8）分直、弯、无齿、扁平等，用于肠吻合术、分离肠内容物，也可暂时的阻止胃肠壁的血流和内容物流动。使用时可以套橡胶管，夹持力弱，对组织损伤小。

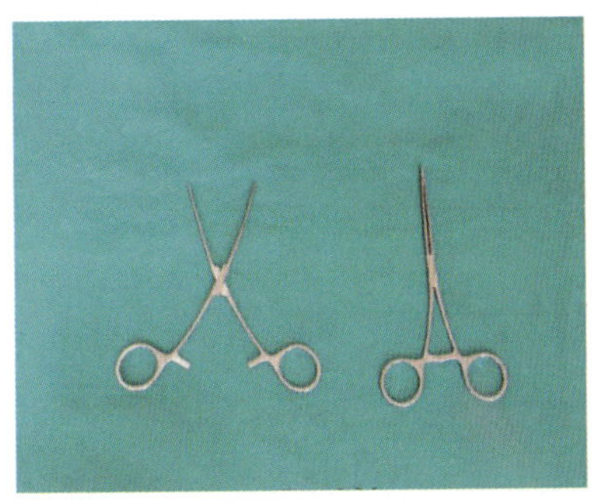

图2-1-8 肠钳

⑧胃钳。胃钳（见图2-1-9）用于钳夹胃或结肠残端。轴为多关节，力量大，压榨力强，组织不易脱落。

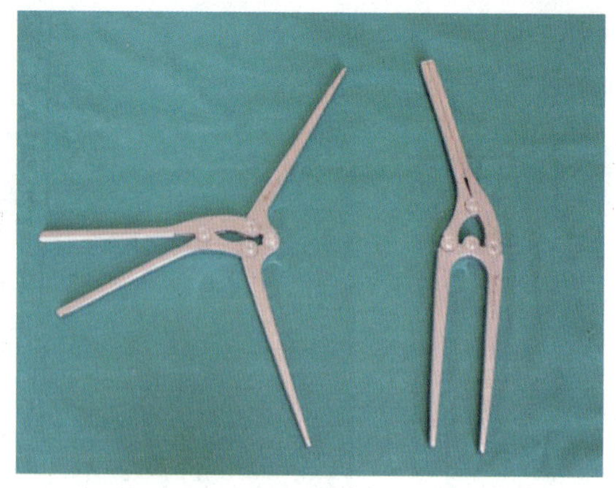

图2-1-9 胃钳

⑨取石钳。取石钳（见图2-1-10）有各种弧度，用于夹持各种结石。

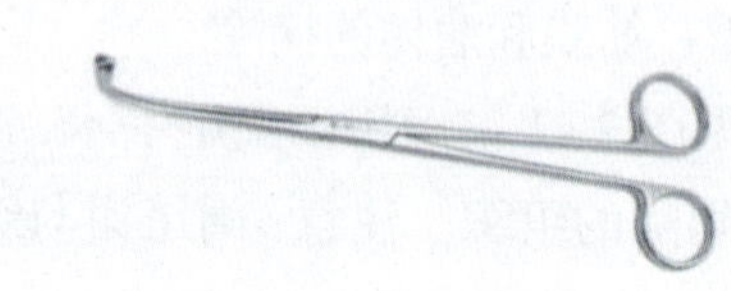

图2-1-10 取石钳

（4）镊。镊用于挟持、提取组织，便于分离、剪开和缝合。使用时，执镊子的中上部分，尖端向下。

①有齿镊。有齿镊（见图2-1-11）用于提夹皮肤、皮下组织、筋膜等。

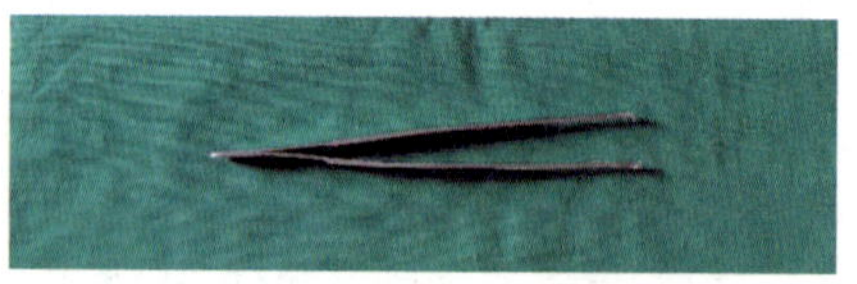

图2-1-11 有齿镊

②无齿镊。无齿镊（见图2-1-12）用于提夹肠管等脆弱组织。

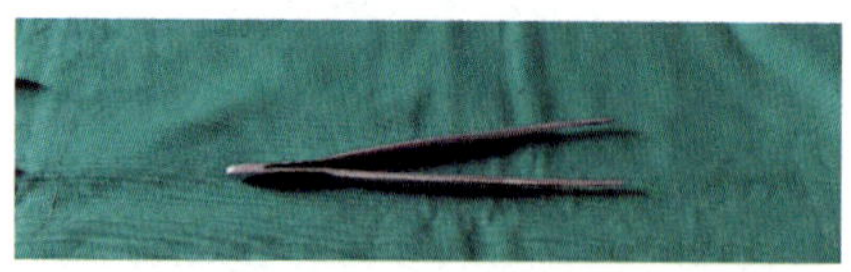

图2-1-12 无齿镊

（5）针。针由针尖、针体、针眼三部分组成。针尖分圆针、三角针；针体有不同弧度，分直针、1/2弧、3/8弧三个弧度。针用于缝合各种组织。

（6）拉钩。拉钩又称牵开器，有不同形状、大小，用于牵开切口、显露术野，便于手术操作。拉钩种类繁多，大小、形状不一，根据手术部位深浅进行选择。

①甲状腺双头拉钩。甲状腺双头拉钩（见图2-1-13）用于浅部切口牵开显露。

②腹壁拉钩。腹壁拉钩（见图2-1-14）用于牵开腹壁及腹腔脏器。

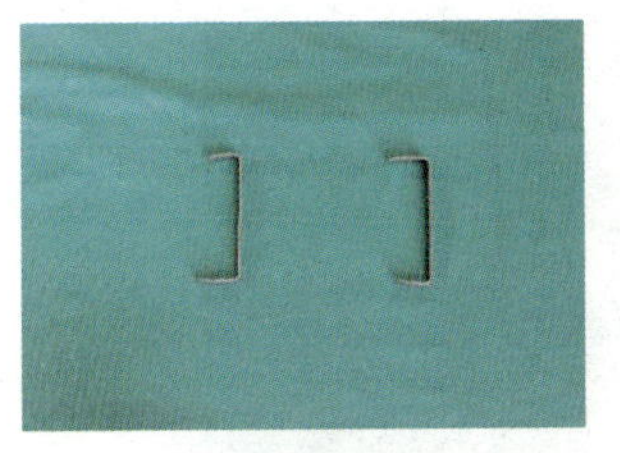
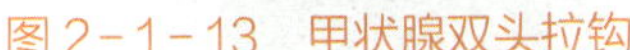

图 2-1-13 甲状腺双头拉钩

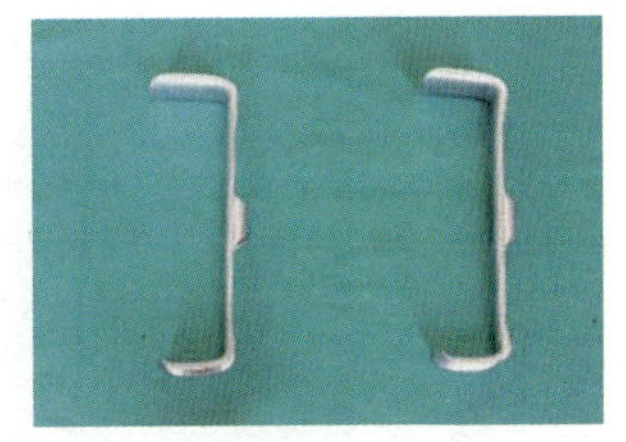

图 2-1-14 腹壁拉钩

③爪形拉钩。爪形拉钩用于牵开头皮和肌腱。

④S形拉钩。S形拉钩用于深部切口牵开显露。

⑤自动拉钩。自动拉钩用于扩大手术野。

（7）缝线。各种缝线的粗细以号数与零数表示。中国药典常以号数表达，从细到粗为：1#、4#、7#、10#；美国药典则以零数表达，由粗到细为 1-0~10-0。

（8）吸引器头。吸引器头（见图 2-1-15）有不同长度、弯度及口径。用于吸出术野血液、体液及冲洗液，保持术野清晰。

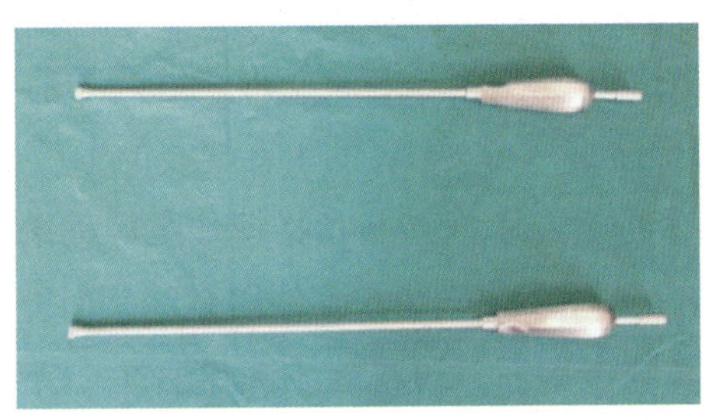

图 2-1-15 吸引器头

（9）腹腔镜器械。腹腔镜器械（见图 2-1-16）用于各类腹腔镜手术。

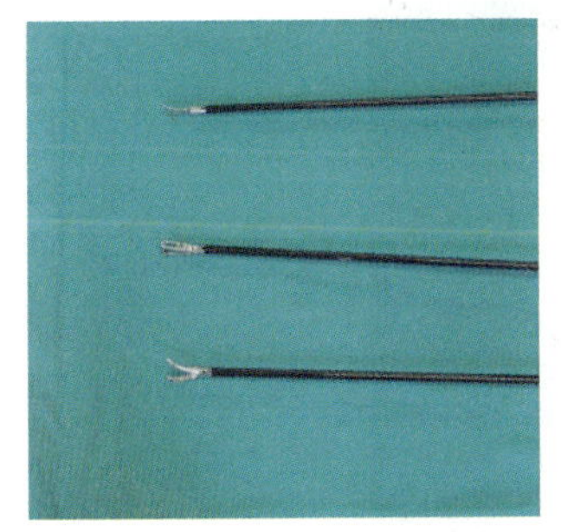
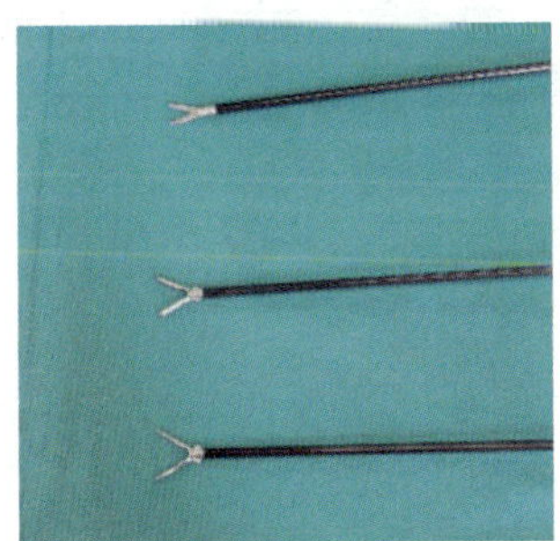
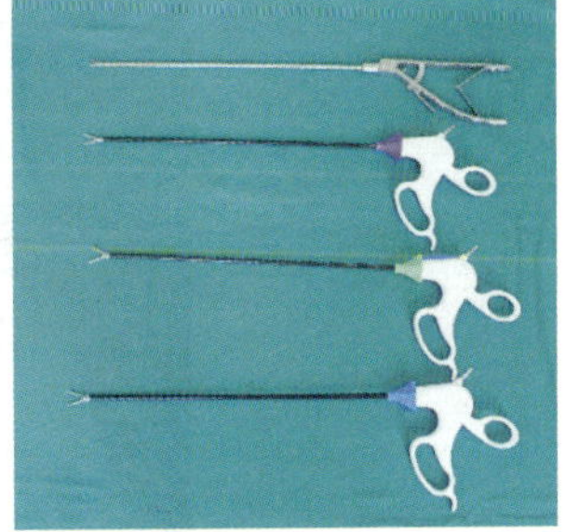

图 2-1-16 腹腔镜器械

2. 器械传递

器械传递应遵循无菌、省时节力、方便医生取用和医源性保护等原则。

（1）手术刀。采用弯盘进行无接触式传递，减少职业暴露。

（2）手术剪、钳、吸引器头。右手握住剪、钳、吸引器头前 1/3 处，利用腕部的运动，适力将柄环部拍打术者掌心上，如图 2-1-17 所示。弯剪、钳的弯侧传递时应向上。

（3）镊。右手握住镊子夹端，并闭合开口，水平式传递，让术者持镊子的中上部。

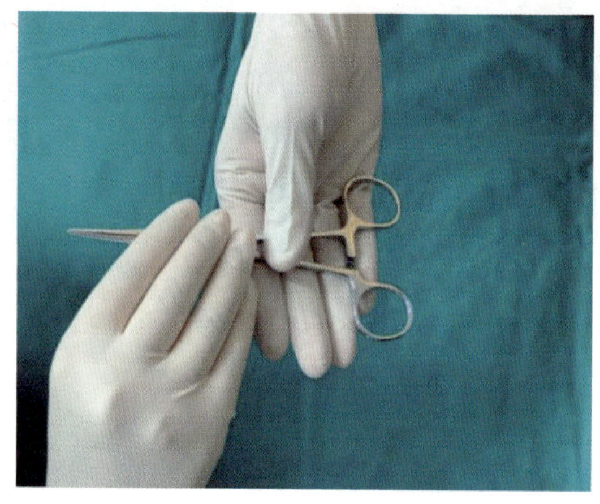

图 2-1-17 剪的传递

（4）拉钩。右手握住拉钩的前端，将柄端水平传递，注意传递前拉钩应用盐水浸湿，防止损伤组织。

（5）缝线。线的传递方法有以下两种。

①徒手传递法。器械护士左手拇指与食指捏住缝线的前 1/3 处并拉住缝线，右手持线中后 1/3 处，水平递给术者；术者的手在缝线的中后 1/3 交界处接线。

②钳线传递法。器械护士左手拇指与食指捏住线的前端，右手打开止血钳，夹住线头约 2mm，注意勿夹持过多，避免止血钳跨越组织时缝线移位，交接丢失，失去错线作用，传递前先将线浸湿后，再将缝线绕到手背，以免术者接钳时抓住缝线，利用腕部力量将止血钳拍打在术者掌心，如图 2-1-18 所示。

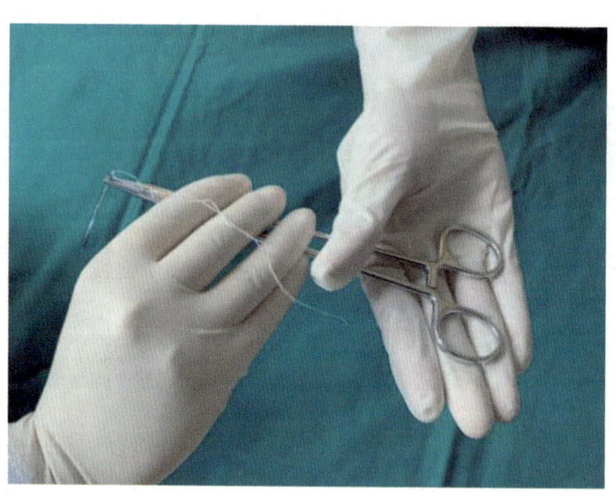

图 2-1-18 钳线传递法

（6）纱布、纱垫。将纱布打开，器械护士双手分别拿住纱布两端，成角传递。传递纱布、纱垫、棉片进行填塞止血时，一定要做到心中有数，并提醒术者，将纱布垫带或线头留于切口外，按时取出。

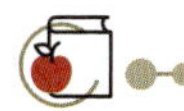

考核标准

常用外科手术器械辨认、使用与传递考核评分标准

班级：　　　　姓名：　　　　学号：　　　　得分：

考核内容		考核点及评分要求	分值	得分
评估及准备（15 分）	环境	符合操作要求	5	
	操作者	规范更衣、洗手，戴好帽子、口罩，不佩戴饰物，不涂指甲油	5	
	用物	用物准备齐全（少一个扣 0.5 分，扣完 5 分为止）；逐一对用物进行评估，包括在有效期内，质量符合要求，摆放有序、合理	5	
实施（65 分）	器械辨认	教师随机抽取 5 个器械，学生作答，名称（别称）回答正确	25	
		教师随机抽取 3 个器械，学生作答，用途回答正确	12	
		教师随机抽取 2 个器械，学生作答，使用方法正确	8	
	器械传递	手术刀的装载、拆卸与传递	5	
		各种剪、钳、吸引器头的传递（教师随机抽取）	5	
		镊的传递	2	
		拉钩的传递（教师随机抽取）	3	
		缝线的传递	3	
		纱布、纱垫的传递	2	
评价（20 分）		整个过程严格遵循手卫生标准，无菌观念强	5	
		能正确说出器械名称和用途、使用方法	5	
		传递器械应做到稳、准、轻、快，用力适度，方法正确	5	
		保护观念强，不伤己及他人	5	

任务检测

1. 腮腺脓肿切开引流时，手术刀执法采用（　　）。

A. 握持式　　B. 持弓式

C. 执笔式　　D. 反挑式

E. 握拳式

2.有齿血管钳又称（　　）。

A.Allis钳　　B.Pary钳

C.Kelly钳　　D.Kocher钳

E.Mosquito钳

3.正确的持镊方法应该是（　　）。

A.左手拇指与食指、中指相对应　　B.左手拇指对食指

C.左手拇指对中指　　D.右手拇指对中指和无名指

E.右手拇指与食指、中指相对应

4.洗手护士传递手术器械时，正确的操作是（　　）。

A.握持手术刀刀背侧传递　　B.握持手术刀刀柄末端传递

C.持针钳夹紧缝针小孔处再传递　　D.手持血管钳柄环处传递

E.应在手术者胸前传递

5.器械护士传递器械时，正确的做法是（　　）。

A.双手交叉传递止血钳，注意传递对侧器械的手在下，同侧手在上，不可从术者肩或背后传递

B.洗手护士右手握住镊子夹端，关闭合开口，水平或直立式传递，让术者握住镊子中下部

C.洗手护士右手握住拉钩后端，将柄端水平传递

D.洗手护士右手握住剪刀的上部，利用手腕部运动，用力将柄端拍打在术者掌心

E.以上都不对

6.以下传递手术器械的注意事项中，正确的是（　　）。

A.传递器械前、后应检查器械的完整性，防止缺失部分遗留在手术部位

B.传递器械应做到稳、准、轻、快，用力适度，以达到提醒术者注意力为限

C.传递器械的方式应准确，以术者接过后无须调整方向即可使用为宜

D.向对侧或跨越式传递器械，可以从医生肩后或背后传递

参考答案

任务二

手术体位安置

任务目标

1.学习目标

（1）了解常见的手术体位及其在手术过程中的应用。

（2）掌握手术体位安置的基本原理和方法。

（3）熟悉手术体位安置时需要注意的安全事项。

（4）了解手术体位安置对手术操作和患者的影响。

2.能力目标

（1）能够根据手术类型和医生的要求，正确选择适当的手术体位。

（2）能够熟练安置手术体位，包括调整床位、固定患者、安置护具等。

（3）具备观察和评估手术体位安置效果的能力，发现并解决问题。

（4）能够应对突发情况，保障患者的安全和手术的顺利进行。

3.思政目标

（1）强化安全意识，确保手术体位安置的安全性和患者的安全。

（2）强调团队合作意识，确保各成员之间的协调配合，提高工作效率。

（3）强调对患者的尊重和关爱，体现医务人员的职业道德和医学伦理。

任务导入

小丽是一名外科护士，今天小丽负责一台胆囊切除手术的手术体位安置工作。患者是一位中年女性，有胆囊结石的症状。在手术开始前，医生告诉小丽需要将患者安置为仰卧位，并适当固定患者的四肢和头部。小丽该如何进行手术体位安置？

问题1：请列举至少两种常见的手术体位及其在手术中的应用。

问题2：手术体位安置过程中，需注意哪些安全事项？

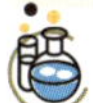

任务要求

熟悉手术体位安置的意义，学会手术体位安置的基本操作要领，能根据患者病情需要协助其采取正确的体位，动作熟练，掌握安置要领及注意事项。

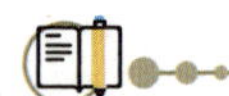

任务准备

标准化模拟手术室：含更衣室、外科洗手与手消毒室、标准手术间；体位设备：手术床、手术床配件（托手板、腿架、各式固定挡板、肩托、头托及上下肢约束带等）、体位垫（头枕、膝枕、肩垫、胸垫、足跟垫等）。

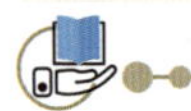

操作规范

1.操作前准备

手术护士先在手术室门口换鞋后，进入更衣室，更换衣裤、戴帽子、取下随身饰品、修剪指甲、洗手、戴口罩。

2.手术体位分类

（1）仰卧位。

①适用范围：颌面部、前胸壁、腹部、骨盆及四肢等部位的手术。

②用物准备：头枕、上下肢约束带。根据手术情况另备肩垫、膝枕、足跟垫等。

③安置方法，具体如图 2-2-1 所示。

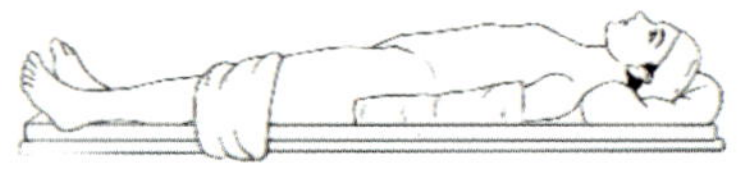

图 2-2-1 仰卧位

a.头部置头枕并处于中立位置，头枕高度适宜。头和颈椎处于水平中立位置。

b.头转向一侧或用仰卧位专用头枕、头架。

c.双手自然屈曲放于身体两侧，肘部微屈用托手板固定。远端关节略高于近端关节，有利于上肢肌肉韧带放松和静脉回流。肩关节外展不超过 90°，以免损伤臂丛神经。

d.膝下宜垫膝枕，足下宜垫足跟垫。

e.距离膝关节上或下 5 cm处用约束带固定，松紧适宜，以容纳一指为宜，防止腓总神经损伤。

f.非头颈部手术可将头部垫高，并垫一头圈，使头部自然偏向一侧。

④注意事项。

a.根据需要在骨突出处（枕后、肩胛、骶尾、肘部、足跟等）放置软垫，以防局部组织受压。

b.上肢固定不宜过紧，预防骨筋膜室综合征。

c.防止颈部过度扭曲，牵拉臂丛神经引起损伤。

d.妊娠晚期孕妇在仰卧位时需适当左侧卧，以预防仰卧位低血压综合征的发生。

（2）特殊仰卧位。

①头（颈）过伸仰卧位。

a.适用范围：颈和喉部手术（如甲状腺手术、第3~7颈椎的前路椎体手术、锁骨、气管切开术等）。

b.用物准备：肩垫、颈垫、头枕。

c.安置方法，具体如图2-2-2所示。

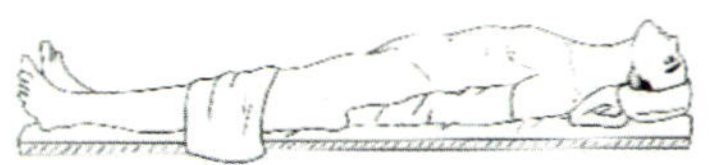

图2-2-2 头（颈）过伸仰卧位

方法一：利用体位垫摆放。肩下置肩垫（平肩峰），按需抬高肩部。颈下置颈垫、头下置弯沙袋或头圈固定头部，使头后仰，保持头颈中立位，充分暴露手术部位。

方法二：利用手术床调节。头部置头枕，先将手术床调至头高脚低位15°~30°，再按需降低头板形成颈过伸位。

d.注意事项：注意防止颈部过伸，引起甲状腺手术体位综合征；注意保护眼睛；有颈椎病的患者，应在患者能承受的限度之内摆放体位。

②头高脚低仰卧位。

a.适用范围：上腹部手术。

b.用物准备：另加脚挡。

c.安置方法：根据手术部位调节，一般头高脚低（15°~30°），调节手术床置适宜倾斜角度；足部放置脚挡固定，倾斜侧使用托手板。

d.注意事项：妥善固定患者，防止坠床；手术床头高脚低不宜超过30°，防止下肢深静脉血栓的形成。

③头低脚高仰卧位。

a.适用范围：下腹部手术。

b.用物准备：另加肩挡。

c.安置方法：肩部可用肩挡固定，防止躯体下滑；根据手术部位调节，一般头低脚高（15°~30°），头板调高约15°，左倾或右倾。

d.注意事项：评估患者术前视力和心脏功能情况；手术床头低脚高一般不超过30°，防止眼部水肿、眼压过高及影响呼吸循环功能；肩挡距离颈侧以能侧向放入一手为宜，避免臂丛神经损伤。

（3）侧卧位。

①适用范围：颞部、肺、食管、侧胸壁、侧腰部（肾及输尿管中、上段）、髋关节等部位的手术。

②用物准备：头枕、胸垫、固定挡板、下肢支撑垫、托手板及可调节托手架、

上下肢约束带。

③安置方法，具体如图 2-2-3 所示。

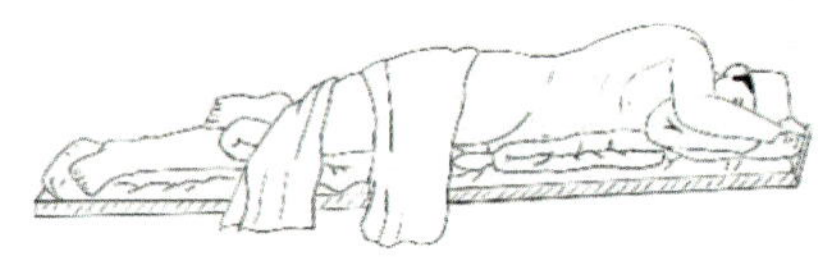

图 2-2-3 侧卧位安置方法

a.取健侧卧位，头下置头枕，高度与下侧肩高相持平，使颈椎处于水平位置。

b.腋下距肩峰 10cm 处垫胸垫。

c.术侧上肢屈曲呈抱球状置于可调节托手架上，远端关节稍低于近端关节。

d.下侧上肢外展于托手板上，远端关节稍高于近端关节，共同维持胸廓自然舒展。

e.肩关节外展或上举不超过 90°。

f.两肩连线与手术台成 90°角。

g.腹侧用固定挡板支持耻骨联合，背侧用固定挡板固定骶尾部或肩胛区（离手术视野至少 15cm），共同维持患者 90°侧卧位。

h.双下肢约 45°自然屈曲，前后分开放置，保持两腿呈跑步时姿态屈曲位。

i.两腿间用支撑垫承托上侧下肢，小腿及双上肢用约束带固定。

④注意事项。

a.注意对患者心肺功能的保护。

b.防止健侧眼睛及男性患者外生殖器受压；避免固定挡板压迫腹股沟，导致下肢缺血或深静脉血栓的形成。

c.肩挡距离颈侧以能侧向放入一手为宜，避免臂丛神经受压。

d.术中调节手术床时需密切观察，防止体位移位，导致重要器官受压。

e.体位安置完毕及拆除挡板时妥善固定患者，防止坠床。

f.安置肾脏、输尿管等腰部手术侧卧位时，手术部位对准手术床背板与腿板折叠处，腰下置腰垫，调节手术床呈“︿”形，使患者凹陷的腰区逐渐变平，腰部肌肉拉伸，肾区显露充分。双下肢屈曲约 45°错开放置，下侧在前，上侧在后，两腿间垫一大软枕，约束带固定肢体。缝合切口前及时将腰桥复位。

g.安置 45°侧卧位时，患者仰卧，手术部位下沿手术床纵轴平行垫胸垫，使术侧胸部垫高约 45°；健侧手臂外展置于托手板上，术侧手臂用棉垫保护后屈肘呈功能位固定于麻醉头架上；手指外露以观察血运，保持前臂稍抬高，避免肘关节过度屈曲或上举，防止损伤桡、尺神经。

（4）俯卧位。

①适用范围：头颈部、背部、盆腔后路、四肢等部位的手术。

②用物准备：根据手术部位、种类以及患者情况准备不同类型和形状的体位用具，如俯卧位支架或弓形体位架或俯卧位体位垫、外科头托、头架、托手架、腿架、会阴保护垫、约束带和各种贴膜等。

③安置方法，具体如图 2-2-4 所示。

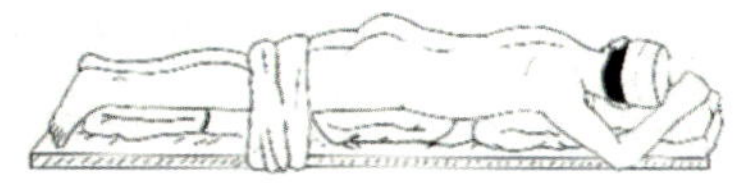

图 2-2-4 俯卧位安置方法

a.将前胸、肋骨两侧、髂前上棘、耻骨联合作为支撑点，胸腹部悬空，避免受压，避开腋窝，保护男性患者会阴部以及女性患者乳房部。

b.将双腿置于腿架或软枕上，保持功能位，避免双膝部悬空，给予体位垫保护，双下肢略分开，足踝部垫软枕，踝关节自然弯曲，足尖自然下垂，约束带置于膝关节上 5 cm处。

c.将双上肢沿关节生理旋转方向，自然向前放于头部两侧或置于托手架上，高度适中，避免指端下垂，用约束带固定。用肘关节处垫防压疮体位垫，避免尺神经损伤；或根据手术需要双上肢自然紧靠身体两侧，掌心向内，用布巾包裹固定。

④注意事项。

a.眼部保护时应确保患者双眼眼睑闭合，避免角膜损伤，受压部位避开眼眶、眼球。

b.患者头部摆放合适后，应处于中立位，避免颈部过伸或过屈。

c.摆放双上肢时，应遵循远端关节低于近端关节的原则；约束腿部时应避开腘窝部。

d.妥善固定各类管道，粘贴心电监护电极片的位置应避开俯卧时的受压部位。

e.摆放好体位后，应逐一检查各受压部位及各重要器官，尽量分散各部位承受的压力，并妥善固定。

f.术中应定时检查患者眼睛、面部等受压部位情况，检查气管插管的位置，各管道是否通畅。

g.进行肛门、直肠手术时，将患者双腿分别置于左右腿板上，腿下垫体位垫，双腿分开，中间以可站一人为宜，角度小于 90°。

h.枕部入路手术、后颅凹手术可选用专用头架固定头部，各关节固定牢靠，避免松动。

（5）截石位。

①适用范围：适用于会阴部及腹会阴联合手术。

②用物准备：体位垫，约束带，截石位腿架、托手板等。

③安置方法，具体如图 2-2-5 所示。

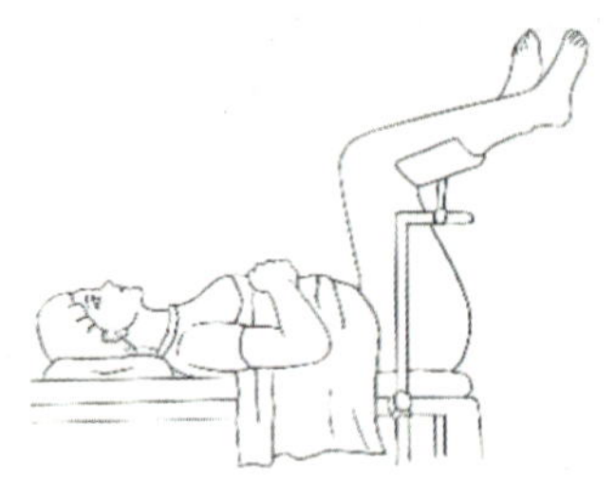
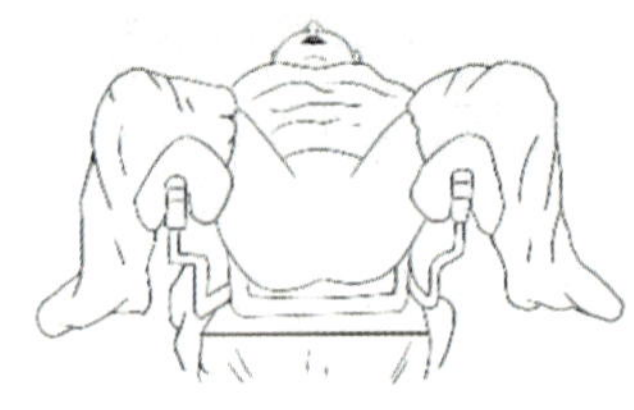

图 2-2-5 截石位安置方法

a. 患者取仰卧位，在近髋关节平面放置截石位腿架。

b. 如果手臂需外展，同仰卧位。用约束带固定下肢。

c. 放下手术床腿板，必要时，臀部下方垫体位垫，以减轻局部压迫，同时臀部也得到相应抬高，便于手术操作。双下肢外展小于 90°，大腿前屈的角度应根据手术需要改变。

d. 当需要头低脚高位时，可加用肩托，以防止患者向头端滑动。

④注意事项。

a. 腿架托住小腿及膝部，必要时腘窝处垫体位垫，防止损伤腘窝血管、神经及腓肠肌。

b. 手术中防止重力压迫膝部。

c. 手术结束复位时，双下肢应单独、慢慢放下，并通知麻醉师，防止因回心血量减少引起低血压。

（6）膝胸卧位。

①适用范围：适用于肛门、直肠、乙状结肠镜检查及治疗。

②用物准备：体位垫。

③安置方法，具体如图 2-2-6 所示。患者跪卧，两小腿平放于手术床上，稍分开，大腿和床面垂直，胸贴床面，腹部悬空，臀部抬起，转向一侧，两臂屈肘，放于头的两侧。

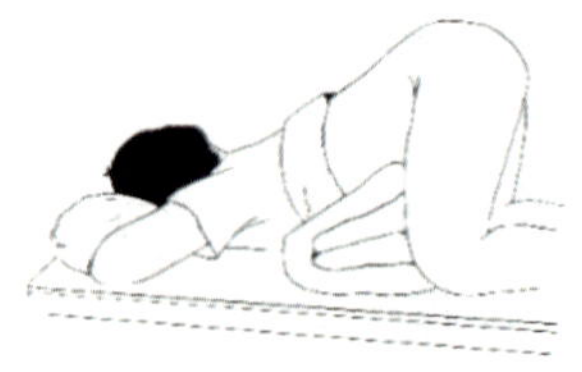

图 2-2-6 膝胸卧位安置方法

④注意事项：因膝胸卧位重心高、稳定性差，须注意保护，防止坠床。

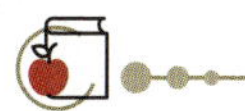

考核标准

仰卧位安置法考核评分标准

班级:　　　　姓名:　　　　学号:　　　　得分:

考核点及评分要求			分值	得分
评估及准备（20分）	患者	核对患者姓名、手术名称、手术单、病历本、手术间	3	
		向患者解释并取得配合，注意保护患者隐私	2	
	环境	环境清洁、宽敞明亮、符合手术要求	2	
	操作者	着装整洁、衣帽穿戴规范	1	
		修剪指甲、不涂指甲油	1	
		取下随身首饰	1	
		洗手、戴口罩	5	
	用物	清洁干燥的治疗车；头枕1个；头架1个；上下肢约束带各1个；软垫2个；托手架2个；肩垫1个；膝枕1个；足跟垫1个	5	
实施（60分）		用物按使用的先后顺序摆放于治疗车上，推至手术床附近	6	
		检查床单位：中单、橡胶单铺置在手术部位处，两单分次平行平铺入床垫下	6	
		将核对好的患者安全安置在手术床上，根据手术需要暴露手术视野	6	
		头部置头枕，头枕高度适宜，头和颈椎处于水平中立位置	6	
		头转向一侧或用俯卧位专用头枕、头架	6	
		双手自然屈曲放于身体两侧，肘部微屈用托手板固定。远端关节略高于近端关节。根据手术需要放置肩垫，肩关节外展不超过90°	6	
		双手放置托手架上，手约束带固定于手胸部，检查松紧度	6	
		置膝枕于膝下，足下宜垫足跟垫	6	
		距离膝关节上或下5cm处用约束带固定，松紧适宜，以能容纳一指为宜	6	
		注意保暖	6	

续表

考核点及评分要求		分值	得分
评价（20分）	根据需要在骨突处（枕后、肩胛、骶尾、肘部、足跟等）放置软垫	4	
	保持患者身体各关节处于功能位置	4	
	上肢固定不宜过紧，颈部不宜过度扭曲	4	
	妊娠晚期孕妇在仰卧位时需适当左侧卧	4	
	在规定时间内完成，每超过 1 min 扣 1 分	4	

注：仰卧位安置法规定用时 15 min（其中用物准备 5 min，操作 10 min）。

侧卧位安置法考核评分标准

班级： 姓名： 学号： 得分：

考核点及评分要求			分值	得分
评估及准备（20分）	患者	核对患者姓名、手术名称、手术单、病历本、手术间	3	
		向患者解释并取得配合，注意保护患者隐私	2	
	环境	环境清洁、宽敞明亮、符合手术要求	2	
	操作者	着装整洁、衣帽穿戴规范	1	
		修剪指甲、不涂指甲油	1	
		取下随身首饰	1	
		洗手、戴口罩	5	
	用物	清洁干燥的治疗车；胸枕（根据不同体重标准）；长条沙袋 2 个；大软枕 2 个；方形软枕 2 个；双层托手架用配套固定器；约束带；体位单	5	
实施（60分）		用物按使用的先后顺序摆放于治疗车上，推至手术部位对侧（头位置）	6	
		将体位单上缘距床前沿 10 cm，中线置于手术床正中，平铺塞入床垫下	6	
		根据手术部位，将其余的用物放置手术位同侧、手术床头	6	
		护士站在患者健侧，两侧医生松开、握住两边的体位单，麻醉师手托患者头部，同步抬起患者到一定高度，巡回护士迅速放置胸枕于患者腋下 5 cm，头部放置软枕	6	

续表

考核点及评分要求		分值	得分
实施（60分）	站在患者患侧的医生，一只手伸进手术部位对侧肩部，另一只手握住手术部位同侧手臂，另一位医生手扶患者两侧髋部；麻醉师一只手托头部，另一只手扶气管套管；巡回护士手扶两腿，一同翻身；手术部位朝上；上腿弯曲，下腿伸直，两腿中间放置软枕，患者朝上的手臂放置搁手架上	6	
	站在手术部位同侧的医生将对侧的体位单、胸枕提起；巡回护士将一长条沙袋距腋下 5cm，塞入患者胸前；医生将体位单拉直压住胸枕及软枕，巡回护士将体位单塞入床垫下；用同样的方法将另一侧体位单塞入床垫下	6	
	巡回护士将两块软垫放置患者两侧髋部，长约束带固定患者髋前上嵴，松紧适宜，以能伸进手为宜	6	
	调整手架高度，使肩与手臂在同一水平线上，搁手架前端距腋窝 10 cm。约束两手	6	
	检查下面手臂、肩部是否腾空，以手自如伸进为宜。检查头部是否与脊柱在同一水平线上	6	
	注意保暖	6	
评价（20分）	身体不能接触金属部位	4	
	手臂、肩部腾空。双下肢跨度不可大于 135°，以防拉伤大腿内收肌。老年患者关节带僵硬，应适当减小角度	4	
	托手架前端距腋窝 10 cm。臀部放置小弯沙袋后，腰下垫一软布垫，须与患者腰部紧贴无空隙，使患者感觉舒适，同时又使腹部稍凸，暴露手术视野	4	
	保持头部与脊柱在同一水平线上	4	
	在规定时间内完成，每超过 1 min 扣 1 分	4	

注：侧卧位安置法规定用时 15min（其中用物准备 5 min，操作 10 min）。

俯卧位安置法考核评分标准

班级:　　姓名:　　学号:　　得分:

考核点及评分要求			分值	得分
评估及准备（20分）	患者	核对患者姓名、手术名称、手术单、病历本、手术间	3	
		向患者解释并取得配合，注意保护患者隐私	2	
	环境	环境清洁、宽敞明亮、符合手术要求	2	
	操作者	着装整洁、衣帽穿戴规范	1	
		修剪指甲、不涂指甲油	1	
		取下随身首饰	1	
		洗手、戴口罩	5	
	用物	清洁干燥的治疗车；根据患者体重选择合适的长软枕2个、普通软枕2个（女患者）；小垫圈2个；U形头部啫喱垫；约束带各1根；视情况准备搁手板2个	5	
实施（60分）		用物按使用的先后顺序摆放于治疗车上，推至手术床旁	6	
		患者先仰卧于手术推床上。巡回护士将手术床头部床垫撤去后，将U形头部啫喱垫放于手术床头板上，2个长软枕平行放于手术床胸部位置，根据患者的肩部宽度调节两软枕之间的距离，用中单固定。女患者在其下腹部放置软枕，男患者放置软垫圈。膝关节下放置防压圈，另一软枕置于小腿下	8	
		将推车推至手术床放置并靠拢，确认手术床、推车已固定。麻醉医生双手托住患者头颈部，四名医生在推车至手术床的一侧相对而站。推床旁的两位医生一人双手放于患者胸、腹部，另一人双手放于患者臀部，护士站在床尾托起双腿并协调大家一同托起患者，将患者翻身后由对侧手术床旁的两位医生托住，调准位置后将患者俯卧于手术床上	8	
		再次调节各软枕、垫圈的位置，防止受压	6	
		距膝关节上5 cm系约束带，松紧适宜	6	
		根据手术固定双上肢于恰当处	6	
		检查眼睛、胸部、膝部、生殖部、足尖是否受压	6	
		检查身体有无贴近床沿金属部位，心电图电极位置合适，防止电灼伤、压伤	6	

续表

考核点及评分要求		分值	得分
实施（60分）	气管置于合适位置	4	
	注意保暖	4	
评价（20分）	身体不能接触金属部位	4	
	上肢远端高于近端	4	
	腹部腾空，以伸手自如为宜	4	
	避免压迫眶上神经	4	
	在规定时间内完成，每超过1min扣1分	4	

注：俯卧位安置法规定用时15min（其中用物准备5min，操作10min）。

截石位安置法考核评分标准

班级：　　姓名：　　学号：　　得分：

考核点及评分要求			分值	得分
评估及准备（20分）	患者	核对患者姓名、手术名称、手术单、病历本、手术间	3	
		向患者解释并取得配合，注意保护患者隐私	2	
	环境	环境清洁、宽敞明亮、符合手术要求	2	
	操作者	着装整洁、衣帽穿戴规范	1	
		修剪指甲、不涂指甲油	1	
		取下随身首饰	1	
		洗手、戴口罩	5	
	用物	清洁干燥的治疗车；腿托2个；小弯沙袋或小方软垫1个；手托1个；上肢约束带3根；清洁、干燥的布单1个；中单2个（酌情准备腿套2个）	5	
实施（60分）		用物按使用的先后顺序摆放于治疗车上，推至手术床旁	6	
		患者仰卧于手术床上，松开裤带，脱下一条裤腿，盖于另一侧腿上	6	
		放置托手板，其上铺置清洁、干燥的布单，一侧上肢置于其上，上肢约束带固定	6	
		腿托杆垂直或倾斜65°~70°放置，高度比患者股骨长度短3~5cm，外展25°	8	

续表

考核点及评分要求		分值	得分
实施（60分）	将患者双下肢同时置于腿托板上，调整托板，使膝关节弯曲≥135°，膝关节两侧空置，受力部位为小腿	8	
	在膝关节下方用下肢约束带固定，松紧适宜	6	
	直肠、肛门手术须在臀部垫小弯沙袋或小方软垫，以显露肛门；腰后以软布垫支撑，防止腰椎空置	6	
	另一侧上肢放置于体侧，以中单包裹固定	6	
	检查头部是否与脊柱在同一水平线上	4	
	注意保暖	4	
评价（20分）	身体不能接触金属部位	4	
	双下肢跨度不可大于135°，以防拉伤大腿内收肌。老年患者关节韧带僵硬，应适当减小角度	4	
	臀部放置小弯沙袋后，腰下垫一软布垫，须与患者腰部紧贴无空隙，使患者感觉舒适，同时又使腹部稍凸，暴露手术视野	4	
	保持头部与脊柱在同一水平线上	4	
	在规定时间内完成，每超过1 min扣1分	4	

注：截石位安置法规定用时15 min（其中用物准备5 min，操作10 min）。

任务检测

1.患者张某因阑尾炎拟行阑尾切除手术，请问患者宜采取（　　）。

A.仰卧位　　B.俯卧位

C.侧卧位　　D.截石位

E.膝胸卧位

2.患者李某因腰椎间盘突出拟行腰椎手术，请问患者宜采取（　　）。

A.仰卧位　　B.俯卧位

C.侧卧位　　D.截石位

E.膝胸卧位

3.患者王某因膀胱结石拟行经尿道膀胱碎石手术，请问患者宜采取（　　）。

A.仰卧位　　B.俯卧位

C.侧卧位　　D.截石位

E.膝胸卧位

4.患者唐某因左输尿管上段结石拟行左输尿管切开取石手术，请问患者宜采取（　　）。

A.仰卧位　　B.俯卧位
C.侧卧位　　D.截石位
E.膝胸卧位

5.术前给患者安置体位的时间是在（　　）。

A.核对病例后　　B.麻醉前
C.麻醉后　　D.第一助手洗完手后
E.手术者洗手后

参考答案

任务三

手术基本技术与护理配合

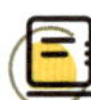

任务目标

1.学习目标

（1）了解手术基本技术（切开、分离、止血、打结）的定义、原理和适应证。

（2）掌握手术基本技术的操作步骤、技巧和注意事项。

（3）理解手术基本技术与护理技术相配合的重要性和必要性。

（4）了解手术基本技术在不同手术中的应用场景和局限性。

（5）熟悉手术基本技术的相关器械、设备和药物使用。

2.能力目标

（1）能够根据手术类型和医生的要求，正确选择适当的手术基本技术。

（2）能够独立、安全、有效地操作手术基本技术（切开、分离、止血、打结）并配合医生进行手术。

（3）具备观察和评估手术基本技术的效果及并发症的能力，及时采取干预措施。

（4）能够运用护理知识和技能，提供术前术后的综合护理，保障手术的顺利进行和患者的安全。

（5）具备团队合作精神，与医生、其他护士和手术室人员密切配合，确保手术工作的顺利进行。

3.思政目标

（1）强化安全意识和责任意识，确保手术基本技术的安全性和患者的安全。

（2）强调团队合作意识，与医务人员紧密协作，提高工作效率和手术质量。

（3）强调对患者的关爱和尊重，体现医务人员的职业道德和医学伦理。

任务导入

小丽是一名实习护士，今天小丽参与了一台腹腔镜手术，患者是一位45岁的女性，需要进行胆囊切除手术。小丽负责辅助医生进行手术基本技术（切开、分离、止血、打结）并配合提供术中护理。小丽需要仔细观察医生的操作，并根据需要递给医生所需的器械和药物。小丽应根据所学护理知识、技能和医生的指令，确保手术的顺利进行和患者的安全。

问题1：在胆囊切除手术中，手术基本技术（切开、分离、止血、打结）的具体步骤和操作技巧有哪些，小丽应该如何配合医生进行操作？

问题2：在术中护理中，小丽需要注意哪些方面的工作，如何检测手术基本技术的效果并及时处理并发症，小丽应该如何与医生和手术室其他人员进行有效的协作？

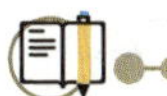

任务准备

操作者准备：操作前修剪指甲，洗手，衣裤、口罩及手术帽穿戴整齐。

用物准备：外科手术基本技术操作模型；手术基本技术操作常用物品，如刀柄、手术刀、止血钳、止血纱布、手术镊、持针钳、缝合针、手术缝线、手术剪等。

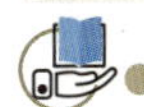

操作规范

1.切开

（1）技术展示。切开是进行外科手术的必须步骤，也是解剖人体内部组织的常用方法。切开主要包括皮肤的切开和其他组织的切开。

①皮肤切开：切开前固定皮肤，小切口由术者拇指和食指在切口两侧固定。较长切口由助手在切口两侧或上下用手指固定。切开皮肤时，一般可选用垂直下刀、水平走刀、垂直出刀，要求用力均匀，皮肤和皮下组织一次切开，避免多次切割和斜切。如果用高频电刀做皮肤及软组织切开，要先用手术刀切开皮肤3mm深，擦去血液，再改用电刀切割，这样不会损伤皮缘。

②管腔切开：做胃、肠、胆管和输尿管等管腔切开时，因管腔内可能存在污染物或感染性液体，须用纱布保护准备切开脏器或组织部位的四周，在拟做切口的两侧各缝一牵引线并保持张力，逐层用手术刀或电刀切开，出血点用细丝线结扎或电凝止血。可边切开，边由助手用吸引器吸出腔内液体，以免手术野污染。

（2）护理配合。

①皮肤切开：若用手术刀进行皮肤切开，器械护士需熟练掌握上下刀片技术、手术刀的传递技术，同时在回收手术刀时应注意刀片可能已经带菌，做到洁污分开。若用高频电刀，巡回护士需要合理安置负极的位置，连接线路并运行仪器，如开机自检、调节输出功率等；器械护士需要进行传递电刀及线路。

②管腔切开：管腔切开时，器械护士不仅需要传递手术刀，还需传递纱布、缝合用物等，且回收时用物已被污染，因此要做到洁污分开。

2.分离

（1）技术展示。分离是显露深部组织和切除病变组织的重要步骤，主要包括锐性分离和钝性分离两种。

①锐性分离：用手术刀或剪在直视和辨明解剖关系、组织结构的条件下做细致的切开与剪开。

②钝性分离：用血管钳、手术刀柄、手指和纱布等对疏松结缔组织、脏器间隙或良性肿瘤的包膜外组织进行分离。操作忌粗暴，防止重要组织结构的损伤和撕裂。

（2）护理配合。

①锐性分离：器械护士应根据医师的要求传递手术刀或组织剪。

②钝性分离：器械护士应根据医师的要求传递血管钳、手术刀柄、纱布等。

3.止血

（1）技术展示。止血是手术的基本操作技术之一，不仅可以减少失血，保持手术野的清晰，而且能避免术后出血与继发感染或影响组织愈合，止血要求迅速、准确、可靠。止血主要包括压迫止血、钳夹止血、结扎止血、填塞止血和电凝止血五种。

①压迫止血：手术有较广泛的毛细血管出血或渗血时，可用止血纱布块压迫止血；较大血管出血，一时无法显露出血血管时，也可用止血纱布块压迫止血，然后在辨明出血的血管后，再采用其他方法止血，以免造成失血过多。

②钳夹止血：对微小血管出血点，用止血钳短时钳夹，松开后就不再出血，如仍有出血，则须再夹住做丝线结扎或电凝止血。操作时应注意，用止血钳最前端夹住血管的断端，钳夹方向应尽量与血管垂直，钳住的组织要少，切不可做大面积钳夹。

③结扎止血：常用而可靠的基本止血法，多用于明显而较大血管出血的止血，有以下两种方法。

a.单纯钳夹结扎止血：先用止血钳夹住出血点的血管断端，继而用结扎线绕过止血钳夹住的血管或组织，轻提血管钳露出其尖端，然后在其尖端下进行结扎，打好第一个结后，松开止血钳，再打第二个结则可止血。

b.缝扎止血（贯穿缝合结扎或8字缝扎）：用于大血管和重要部位的止血，用带线的弯圆针穿过止血钳下的血管端和组织，绕过一侧后打结（单线缝扎），或绕过一侧后，再与原进针方向相反穿过血管或组织，于另一侧打结，即8字缝扎。

④填塞止血：在深部大血管出血，一时找不到血管断端，钳夹或结扎止血困难时，用灭菌纱布紧塞于出血的创腔或解剖腔内压迫血管断端以达到止血的目的。填塞止血留置的敷料通常在12~48h后取出。

⑤电凝止血：利用高频电流凝固组织的作用达到止血目的。使用方法是用止血钳夹住断端，向上轻轻提起，擦干血液，将电凝器与止血钳接触，待局部发烟即可。电凝止血的优点是止血迅速，不留线结于组织内，但止血效果不完全可靠，凝固的组织易于脱落而再次出血。

（2）护理配合。明确每种止血方法的适应证，知道其用物，并能正确传递。具体可在每种止血方法后以“提问+操作”的形式进行教学。

4.打结

（1）技术展示。打结是外科手术的基本操作之一，正确而牢固地打结是结扎止血和缝合的重要环节。

①常用的打结种类：包括方结、三重结、外科结三种，如图 2-3-1 所示。在打结过程中常产生的错误结有假结和滑结两种。

a.单结：外科打结的基本组成部分，易松脱、解开，结扎时不能单独使用。

b.方结：方结是由方向相反的两个线扣组成，又称平结，是手术中最常用的一种，用于结扎较小的血管和各种缝合时的打结，不易滑脱。

c.三重结：在方结的基础上再加上一个线扣，用于较大的血管或组织张力较大部位的结扎。

d.外科结：将第一个线扣重绕两次，然后打第二个线扣，用途与三重结相同。

e.假结：两个线扣方向相同的结，此结易松脱。

f.滑结：打方结时，两手用力不均，只要拉紧一根线，虽两手交叉打结，结果仍形成滑结，而非方结，亦易滑脱。

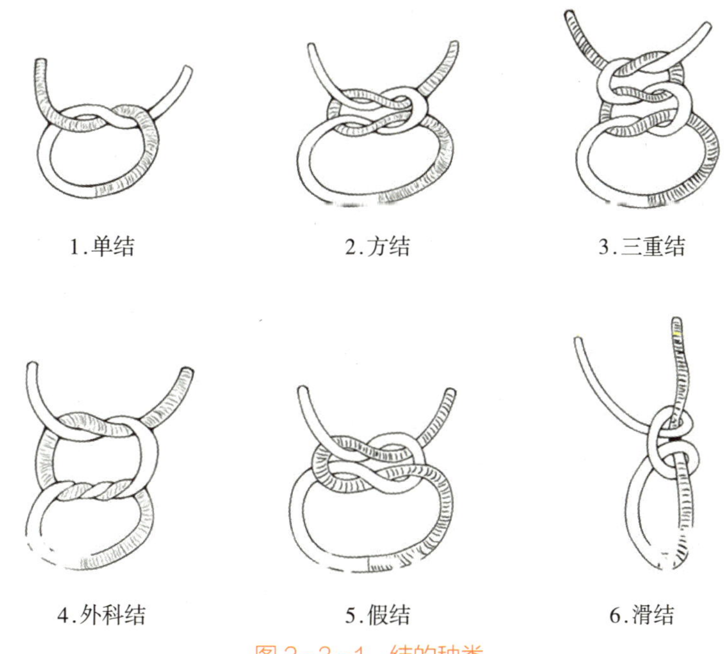

图 2-3-1　结的种类

②打结的方法：单手打结法、双手打结法、持钳打结法。

a.单手打结法（见图 2-3-2 和图 2-3-3）：左手持线卷（线尾），右手持线头，靠右手手指打结，如为左利者用左手手指持线头打结。此法简单、迅速而可靠，使用较多。

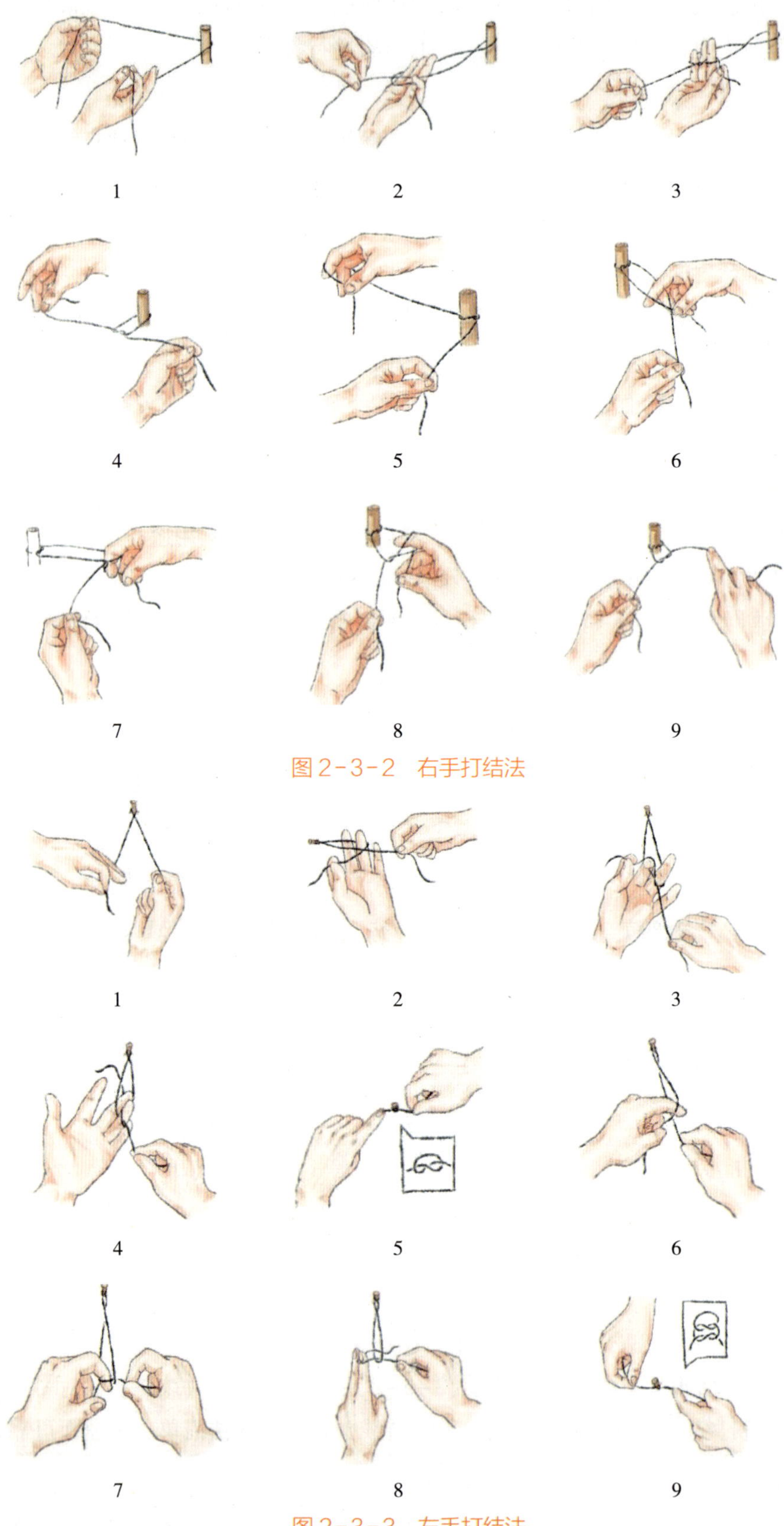

图 2-3-2 右手打结法

图 2-3-3 左手打结法

b.双手打结法（见图 2-3-4）：分别以左右手用相同的方法打成两个交叉结，对深部或组织张力较大的缝合结扎较为方便可靠，但较浪费时间，使用较少。

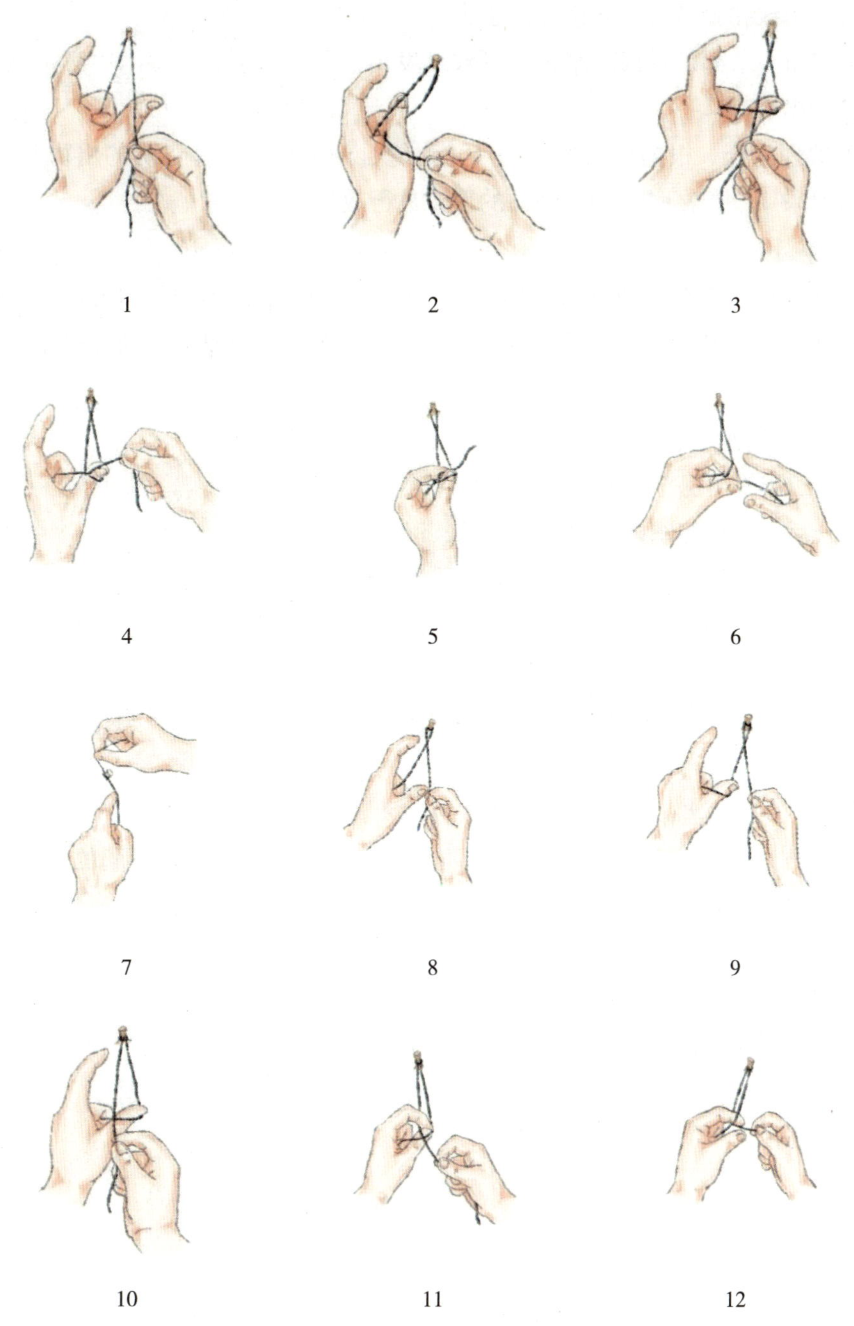

图 2-3-4　双手打结法

c.持钳打结法：一般左手捏住缝合针线一端，右手拿持针器或血管钳打结，用于连续缝合、深部操作、线头较短以及一些精细手术。此种方法的优点是不影响视野、节省时间，缺点是缝合有张力时不易扎紧。

③打结的注意事项。

a.打结线扣收紧时要求三点成一直线，即两手用力点与结扎点成一直线，两手用力应均匀，不能成角向上提拉，以免结扎点撕脱或未能收紧而形成滑结。

b.打第二个线扣时，第一个线扣不能放松，必要时由助手用止血钳压住第一线扣，待第二个线扣收紧时立即移开止血钳。

c.假结和滑结都是错误的结，都可致继发出血及伤口裂开，手术中必须绝对避免这类结的出现。

（2）护理配合。根据打结的方法及止血缝合的部位，选择正确的用物并传递。教学中可以采用“情景+提问+操作”的形式进行教学。

5.缝合

（1）技术展示。缝合的目的是将已经切开或外伤断裂的组织、器官进行对合或重建其通道，恢复其功能，是保证良好愈合的基本条件，也是重要的外科手术基本操作技术之一。

①缝合的原则。

a.按组织层次由深至浅分别对位缝合。

b.缝合后，各层组织内不残留无效腔，以防积液及感染。

c.缝合时的针距以两针之间不发生裂隙为准。

d.缝合线打结的松紧度要适宜，过松使组织对合不良，过紧可致组织缺血。

e.缝合皮肤时，不应使皮缘下陷或内卷。

f.缝合组织时，结扎线要剪短 0.1~0.2 cm，以减少组织内的异物存留，皮肤缝合除外。

g.营养不良的患者或手术造成切口张力过大者都应做减张缝合。

②缝合方法。缝合方法种类繁多，不同部位、不同组织常采用不同的缝合方法，根据缝合后切口边缘的状态对切口愈合的需要分为单纯缝合、内翻缝合、外翻缝合三类。

a.单纯缝合：单纯缝合为手术中最简单、最常用的缝合方法，用于皮肤、皮下组织、肌膜、腱膜及腹膜等。常用方法有以下几种。

单纯间断缝合：用于皮肤、皮下和腱膜的缝合，如图 2-3-5 所示。

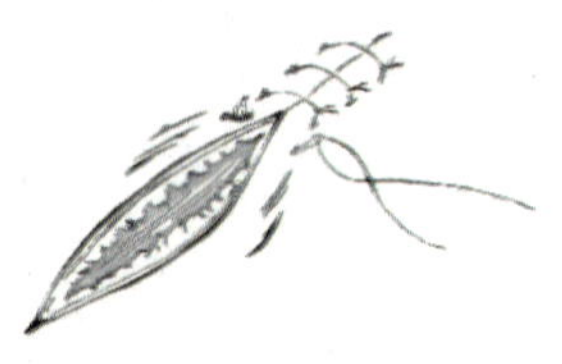

图 2-3-5 单纯间断缝合

皮肤缝合：是一种特殊类型的单纯间断缝合，有其特有的一些要求。

双间断缝合（8 字缝合）：用于张力大的组织、肌腱及韧带的缝合，如图 2-3-6 所示。

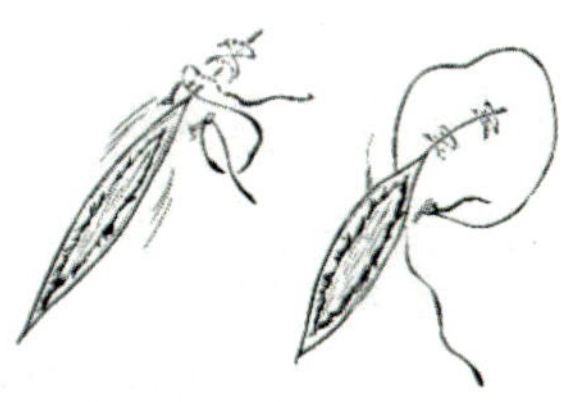

图 2-3-6　双间断缝合

单纯连续缝合：多用于腹膜和胃肠道后壁的内层吻合，如图 2-3-7 所示。

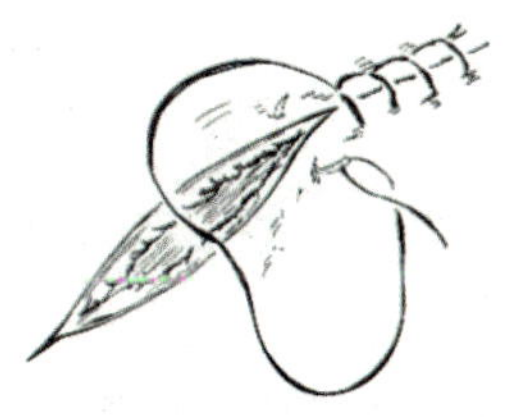

图 2-3-7　单纯连续缝合

连续锁边缝合：用于胃肠道后壁内层的吻合，并有较明显的止血效果，如图 2-3-8 所示。

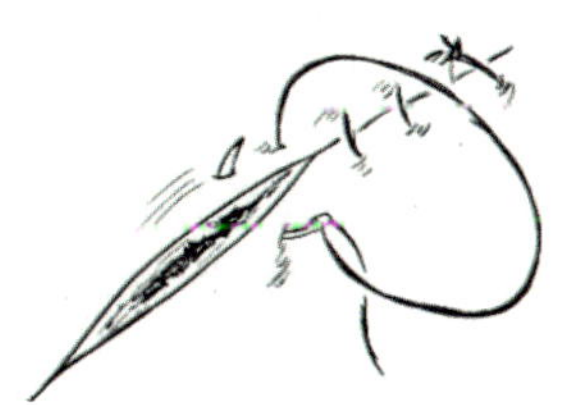

图 2-3-8　连续锁边缝合

b.内翻缝合：将缝合组织的边缘向内翻转，使缝合的外面保持光滑及良好的对合，可减少污染，促进愈合，多用于胃肠道吻合。常用的方法有间断内翻缝合、连续内翻缝合（又称城墙式缝合）、荷包缝合等。

c.外翻缝合：缝合时使组织边缘向外翻转，有利于保证内面光滑，在血管吻合中常用，使内膜层愈合后光滑，可以减少血管内的血栓形式。常用的方法有间断外翻缝合和连续外翻缝合。

（2）护理配合。熟练的穿针技术是进行缝合配合的重要途径。护理配合要求根据缝合的部位及方法，选择正确的用物并传递。教学中可以采用“情景+提问+操作”的形式进行教学。

6.拆线

拆线（见图2-3-9）是指拆除皮肤缝线。腹部缝线一般在术后7天拆线，头、面、颈部可在术后 5~6 天拆线。对年老体弱、营养不良或手术部位张力大的缝线，则均可推迟到术后 9~12 天拆线或间隔分期拆线。

①拆线原则：要求暴露在皮肤外面的一段缝线不经过皮下组织而抽出，防止皮下组织遭到感染。

②拆线方法：先用碘酒、酒精棉球依次消毒切口（包括缝线）；用镊子将线结向上提起，在线结之下用线剪在靠近皮肤处剪断缝线，随即抽出；然后局部再用酒精棉球涂擦一次，用无菌纱布敷盖。如未到拆线时间，发现已有明显感染的切口，则须部分或全部提早拆线，积脓者及时予以引流。

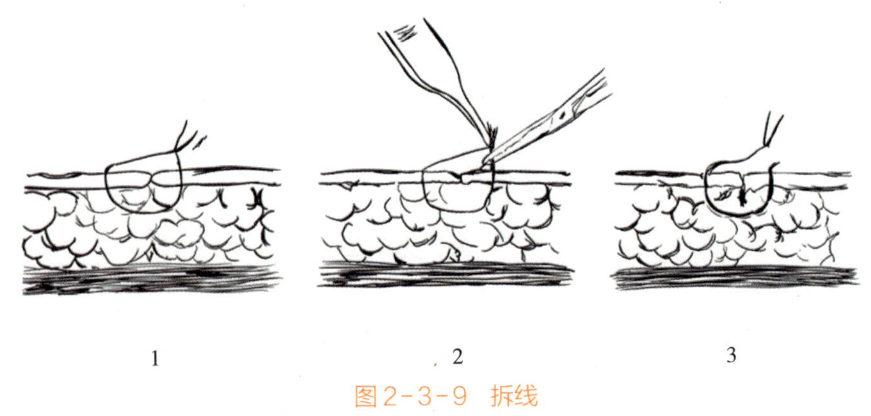

图 2-3-9 拆线

7. 注意事项

①手术基本技术是完成手术过程的基础，而参与其配合才是术中护理工作的重心。

②在操作中严格执行无菌操作原则，体会团队配合的意义。

③在基层单位的手术护理工作中，能够完成简单的手术基本操作技术是有必要的，如常用术中止血技术、打结技术、皮肤缝合技术及拆线技术。

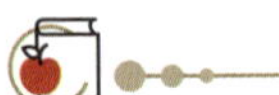

考核标准

缝合操作评分标准

班级： 姓名： 学号： 得分：

考核点及评分要求			分值	得分
操作前准备（10分）	评估	着装整齐	2	
	护士准备	戴手套：查看有效期和密封性；打开手套包，取出手套，左手捏住手套反折处，右手对准手套 5 指插入戴好	5	
		已戴手套的右手，除拇指外4指插入另一手套反折处，左手顺势戴好手套	3	

续表

考核点及评分要求			分值	得分
操作质量标准（70分）	缝合动作	握持器械	5	
		进针方向	5	
		缝合动作	5	
		拔针方向	5	
		缝合正确	10	
	打结方法	器械握持，绕线方向，拉线方向连线张力相等	6	
		持线动作，打结顺序，三点一线及拉线方向，两线张力相等	8	
		方法正确、打结牢靠	6	
	剪线方法	提起缝线	3	
		剪线 4 个动作：靠、滑、斜、剪	12	
		要点分：斜（使剪刃向上略偏 30°）	2	
		皮肤缝合线头留约 0.5~0.8 cm	3	
全程质量标准（20分）		操作熟练、流畅	10	
		缝合正确、打结正确	5	
		时间控制在 8 分钟内	5	

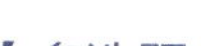

任务检测

【多选题】

1.缝合皮肤时，下列说法错误的有（　　）。

A.缝合时注意边距和针距　　B.缝合时组织等量、对称和整齐

C.缝合时无要求　　D.两者都有

E.两者都无

2.手术切口有（　　）。

A.无菌切口　　B.有害切口

C.污染切口　　D.感染切口

E.以上都是

3.间断缝合常用于（　　）。

A.皮肤缝合
B.前鞘缝合
C.胸膜缝合
D.腹膜缝合
E.肌肉缝合

4.荷包缝合常用于（　　）。

A.肠端吻合
B.膀胱造瘘术
C.肠造瘘术
D.阑尾切除术
E.静脉切开术

参考答案

任务四 无菌手术器械台的铺置

任务目标

1.学习目标

（1）了解无菌手术器械台的铺置的定义、原理和目的。

（2）掌握无菌手术器械台的铺置的具体步骤和操作技巧。

（3）熟悉无菌手术器械台的铺置所需的器械、设备和药物的使用。

2.能力目标

（1）能够根据手术类型和医生的要求，正确选择适当的无菌手术器械台的铺置方式。

（2）能够独立、安全、有效地进行无菌手术器械台的铺置，确保手术器械的无菌状态。

（3）具备观察和评估无菌手术器械台的铺置效果的能力，及时采取纠正措施。

3.思政目标

（1）强化安全意识和责任意识，确保无菌手术器械台的铺置的安全性和患者的安全。

（2）强调团队合作意识，与医务人员紧密协作，提高工作效率和手术质量。

（3）强调对患者的关爱和尊重，体现医务人员的职业道德和医学伦理。

任务导入

小丽是一名实习护士，今天小丽要参与一台无菌手术的准备工作，需要负责无菌手术器械台的铺置。这是一台胃癌切除手术，小丽需要根据手术要求和医生的指示，准备好无菌手术器械台，以确保手术的顺利进行和患者的安全。

问题1：无菌手术器械台的铺置的具体步骤和操作技巧有哪些，小丽应该如何根据手术类型和医生的要求选择适当的铺置方式？

问题2：在进行无菌手术器械台的铺置时，小丽需要注意哪些方面的工作，如何确保手术器械的无菌状态？小丽应该如何观察和评估铺置效果，以及如何采取纠正措施？

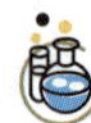

任务要求

熟悉术前铺置无菌手术器械台的意义，学会手术护士术前铺置无菌手术器械台的基本操作要领，能熟练完成术前打开无菌持物钳包布、打开无菌器械包与器械摆放的整个过程。

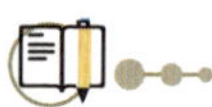

任务准备

标准化模拟手术室：含更衣室、外科洗手与手消毒室、标准手术间；器械桌、无菌器械包、干燥无菌持物钳包、储物盘、清洁抹布。

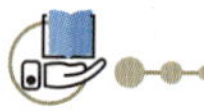

操作规范

1.操作前准备

（1）手术护士先在手术室门口换鞋后，进入更衣室，更换衣裤、戴帽子，取下随身饰品，修剪指甲、洗手、戴口罩。

（2）根据手术的性质及范围，选择适宜的器械车，备齐手术所需的无菌物品。

（3）选择离手术区较近的宽敞区域铺置无菌手术器械台。

2.操作步骤

（1）检查无菌包，如图 2-4-1 所示。

①将无菌包放置于器械车中央，检查无菌包名称、有效期、签名和包外化学指示胶带，包装是否完整，包布有无松动、破损和潮湿。

②检查干燥无菌持物钳包有效期、签名和包外化学指示胶带，包装是否完整，包布有无松动、破损和潮湿。

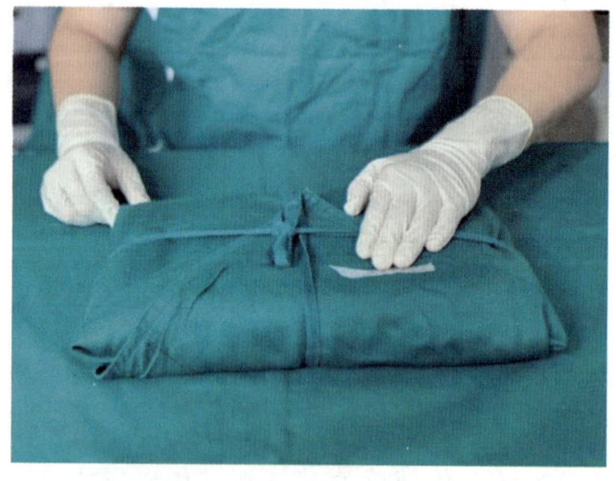

图 2-4-1　检查无菌包

（2）打开干燥无菌持物钳包，如图 2-4-2 所示。

①撕下干燥无菌持物钳包外的化学指示胶带，在化学指示胶带上注明开启日期、时间及签名。

②用手依次打开干燥无菌持物钳包布的外、左、右、内角。

③取出无菌持物钳，检查化学指示卡有无变色，并整理好包布。

④将注明开启日期的化学指示胶带贴在持物钳罐的下缘。

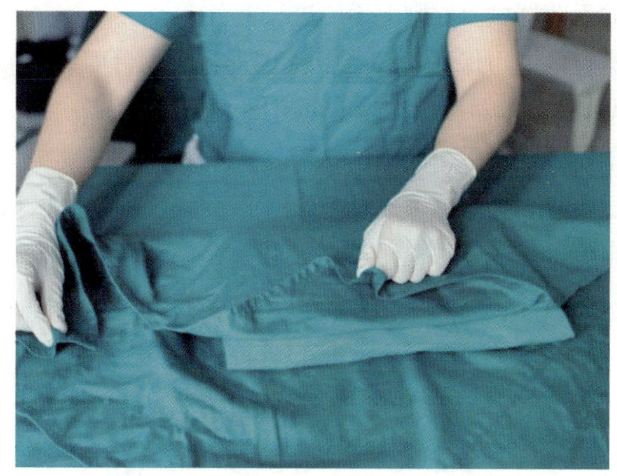

图2-4-2 打开干燥无菌持物钳包

（3）打开无菌器械包，如图2-4-3所示。

①撕下无菌器械包外封口胶带。

②用手依次打开无菌器械包外层包布的外、左、右角。

③取无菌持物钳，一手打开外层包布内角，另一手持无菌持物钳依次打开内层包布的左、右、对侧、近侧。

④检查化学指示卡有无变色。

⑤洗手护士将无菌器械台置于无人走动的位置后再进行外科手消毒，巡回护士协助洗手护士穿无菌手术衣，戴无菌手套。

⑥整理无菌器械台，将无菌器械台面器械物品按使用顺序、频率、分类进行摆放，方便拿取物品。

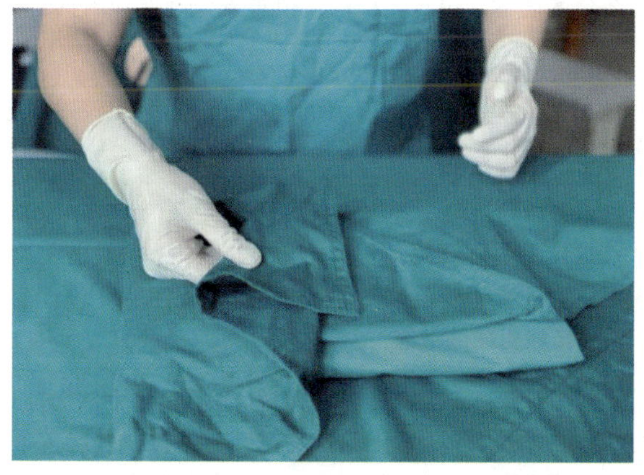

图2-4-3 打开无菌器械包

（4）放消毒液。碗内倒入适量皮肤消毒液，治疗盆或大容器内倒入适量无菌盐水。

3.注意事项

（1）洗手护士穿无菌手术衣、戴无菌手套后方可进行器械台整理。未穿无菌手术衣及未戴无菌手套的手不得跨越无菌区及接触无菌台上的一切物品。

（2）铺置好的无菌器械台原则上不应进行覆盖。

（3）无菌器械台的铺巾保证4~6层，无菌器械台的台面为无菌区，无菌单应下垂台缘下30cm以上，手术器械、物品不可超出台缘。

（4）保持无菌器械台及手术区整洁干燥。

（5）移动无菌器械台时，洗手护士不能接触台缘平面以下区域。巡回护士不可触及下垂的手术布单。

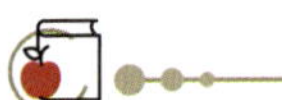

考核标准

无菌手术器械台的铺置考核评分标准

班级：　　姓名：　　学号：　　得分：

考核点及评分要求			分值	得分
评估及准备（20分）	环境	环境清洁、宽敞明亮、符合手术要求	4	
	操作者	着装整洁、衣帽穿戴规范	2	
		修剪指甲、不涂指甲油	2	
		取下随身首饰	2	
		洗手、戴口罩	2	
	用物	器械桌；无菌器械包；干燥无菌持物钳包；无菌手术衣包；无菌手套；消毒液；无菌生理盐水	8	
实施（60分）	准备清洁、干燥的器械桌，将器械包放置器械台合适位置		6	
	检查无菌包的名称，包有无松动，包布有无潮湿和破损，化学指示胶带是否变色，有效期及签名		6	
	检查干燥无菌持物钳包有无松动，包布有无潮湿和破损，化学指示胶带是否变色及其有效期		6	
	打开干燥无菌持物钳包，将化学指示胶带撕下，贴在合适位置；用手依次打开干燥无菌持物钳包布的外、左、右内角；取出无菌持物钳，检查化学指示卡有无变色；在化学指示胶带上注明开包日期、时间、签名，贴在持物钳罐的下缘		16	
	打开无菌器械包，撕下无菌器械包外封口胶带；用手依次打开无菌器械包布的外、左、右角；取无菌持物钳，一手打开外层包布的内角，另一手持无菌钳依次打开内层包布的左、右、对侧、近侧；检查化学指示卡有无变色；洗手护士外科手消毒后穿无菌手术衣，戴无菌手套。整理无菌器械台，将器械、容器按规范放置		20	
	消毒液碗内倒入适量皮肤消毒液，治疗盆或大容器内倒适量无菌盐水		6	

续表

考核点及评分要求		分值	得分
评价（20分）	铺无菌器械台的区域必须清洁、干燥，避免无菌区域潮湿、污染	4	
	手及其他有菌物品不可接触或跨越无菌区域	4	
	注明无菌持物钳的开启日期和时间，有限期不超过4h	4	
	无菌单应盖过无菌器械台，下垂至台缘下30cm以上	4	
	在规定时间内完成，每超过1min扣1分	4	

注：铺置无菌器械台规定用时15min（其中用物准备5min，操作10min）。

任务检测

1.洗手护士打开内层无菌单，并自行使用无菌持物钳将无菌物品放至无菌器械台内，再将无菌器械置于（　　）后进行外科手消毒。

A.宽敞的位置　　B.靠近手术区域位置

C.无人走动的位置　　D.以上都不是

2.选择（　　）铺置无菌器械台。

A.离手术区较近的宽敞区域　　B.离手术区域远的区域

C.方便铺置区域　　D.宽敞区域

3.根据手术的（　　）选择适宜的器械车，备齐所需的无菌物品。

A.部位　　B.大小

C.性质及范围　　D.分类

4.无菌器械台的台面为无菌区，手术器械、物品不可（　　）。

A.超出台缘　　B.随意放置

C.随便拿取　　D.以上都不是

5.下列哪项不是打开无菌包前需要核查的内容？（　　）

A.无菌包的名称

B.无菌包灭菌日期及包外的化学指示胶带

C.无菌包的大小、质量

D.包装是否完整、有无破损

参考答案

任务五

手术护士术前自身无菌准备

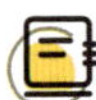

任务目标

1.学习目标

（1）了解手术护士术前自身无菌准备的定义、原理和目的。

（2）掌握手术护士术前自身无菌准备的具体步骤和操作技巧。

（3）熟悉手术护士术前自身无菌准备所需的器械、设备和药物的使用。

2.能力目标

（1）能够按照规范程序，正确进行手术护士术前自身无菌准备，确保自身无菌状态。

（2）能够独立、安全、有效地进行手术护士术前自身无菌准备，避免交叉感染和手术并发症的发生。

（3）具备观察和评估手术护士术前自身无菌准备的效果，及时采取纠正措施。

3.思政目标

（1）强化安全意识和责任意识，确保手术护士术前自身无菌准备的安全性和患者的安全。

（2）提高对无菌操作重要性的认识，遵循医学伦理和职业道德，维护患者的权益和安全。

（3）强调团队合作意识，与医务人员紧密协作，提高工作效率和手术质量。

任务导入

小张是一名手术护士，今天早上他接到了一台手术的任务。在手术开始前，他需要进行自身无菌准备，包括术前洗手、穿脱手术衣和戴无菌手套。小张在戴无菌手套的过程中，发现手套上有一些细小的裂痕。

问题1：在上述情况下，小张应该如何处理手套上的细小裂痕？这种情况是否会影响手术的进行？

问题2：手术护士进行术前自身无菌准备时，应该注意哪些事项，有哪些可能会影响无菌准备效果的因素，如何避免它们的影响？

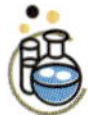

任务要求

理解手术护士术前自身无菌准备的意义，学会手术护士术前无菌准备的基本操作要点，能熟练完成术前手臂清洗与消毒、穿无菌手术衣、戴无菌手套的整个过程。

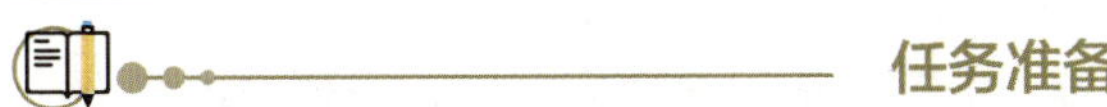

任务准备

标准化模拟手术室：含更衣室、外科洗手与手消毒室、标准手术间；手术室专用洗手池；洗手液消毒液；烘手器或无菌小毛巾；无菌手术衣；无菌手套；无菌生理盐水。

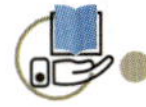

操作规范

1. 洗手前准备

手术护士在手术室门口换鞋后，进入更衣室，换上手术室内准备好的洗手衣裤，戴好手术帽和口罩，修剪指甲。注意：自身内衣不能露于洗手衣裤之外，手术帽应将头发全部遮盖，口罩必须盖住口鼻。

2. 术前洗手与手消毒

术前洗手与手消毒分为外科洗手、手消毒两部分，具体步骤如下。

（1）术前洗手

①先以流动水冲洗双手、前臂和上臂下 1/3。

②取适量洗手液于掌心，按照“八步洗手法”的顺序搓洗双手、前臂和上臂的中下 1/3 至肘上 10 cm。“八步洗手法”的具体步骤如下。

第一步：双手掌心相对，手指并拢，相互搓揉。

第二步：一手掌心对另一手背，沿指缝相互搓揉，双手交换进行。

第三步：双手掌心相对，手指交叉，相互搓揉。

第四步：一手四指弯曲，在另一手掌心旋转搓揉，双手交换进行。

第五步：一手握住另一手大拇指旋转搓揉，双手交换进行。

第六步：一手五个手指尖并拢，在另一手掌心旋转搓揉，双手交换进行。

第七步：一手握住另一手腕，旋转搓揉，双手交换进行。

第八步：一手从另一手腕部开始，从下向上反复环形揉搓前臂和上臂下 1/3 至肘上 10 cm，两侧交换进行。

注意：洗手开始后，双手臂即不可接触身体其他部位及周围任何其他物品。每一步的单个洗手搓揉动作需重复 15 次以上。由于“第八步”搓洗范围较大，要求按从下到上、先前面再后面的顺序逐步反复搓洗前臂和上臂下 1/3，用于搓洗的手不可移动过快，不可出现遗漏部位。整个步骤应不少于 2 min。

③以流动水将双手、前臂和上臂下 1/3 冲洗干净，取无菌巾擦干（也可采用烘手机烘干）。注意流水冲洗时，应尽量放低肘部，使水从肘尖流回水池，勿使水倒流向手部。

无菌毛巾擦手方法：取无菌小毛巾先将手擦干（取毛巾时手不可触及下面的毛巾）。将毛巾折成三角形由手腕至上臂擦干手臂，不得回擦。翻转毛巾仍折成三角形，用同样的方法擦干另一侧手臂。

（2）手消毒

①取 2mL 消毒液于一手掌心，以另一手的五指尖涂抹均匀后，将剩余消毒液涂抹在另一手的手臂从腕部至肘上 5 cm处，按从下到上、先前面再后面的顺序逐步反复搓揉消毒。

②同法取 2mL消毒液，对另一只手臂消毒。

③最后取 2mL消毒液于掌心，按标准“七步洗手法”的顺序消毒手部至双手腕部为止，等待至消毒液干燥。整个过程大约 3min。

④双手消毒后保持拱手姿势（胸前位），进入手术间。

3.穿无菌手术衣

（1）从无菌器械台上取一件无菌手术衣，选择较宽敞处站立，手提衣领处，抖开手术衣，使手术衣正面朝前（注意衣服勿触碰其他物品或地面）。

（2）将手术衣轻轻抛起，双手顺势插入衣袖，手向前伸，不可高举过肩，也不可向左右侧散开，以免触碰污染。

（3）巡回护士在其身后系好项部、背部系带。注意手暂不可伸出袖口。

4.戴无菌手套

戴无菌手套采用接触式戴无菌手套法，如图 2-5-1 所示。

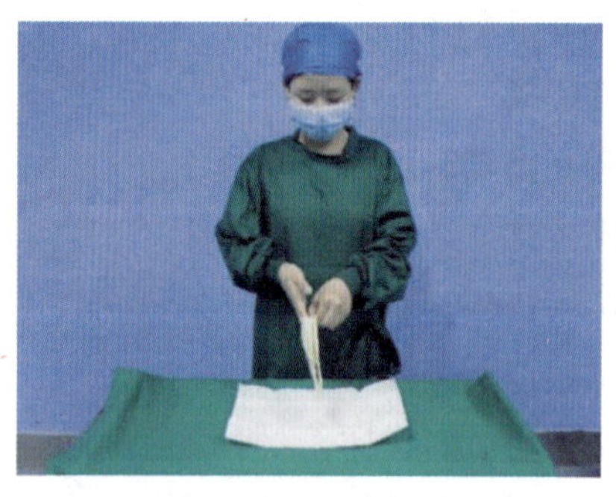

1

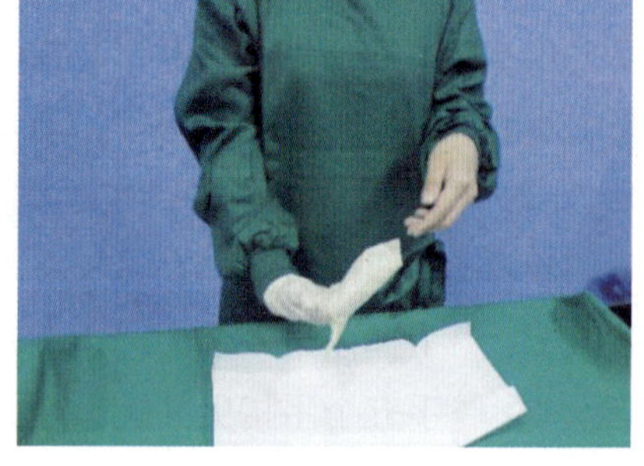

2

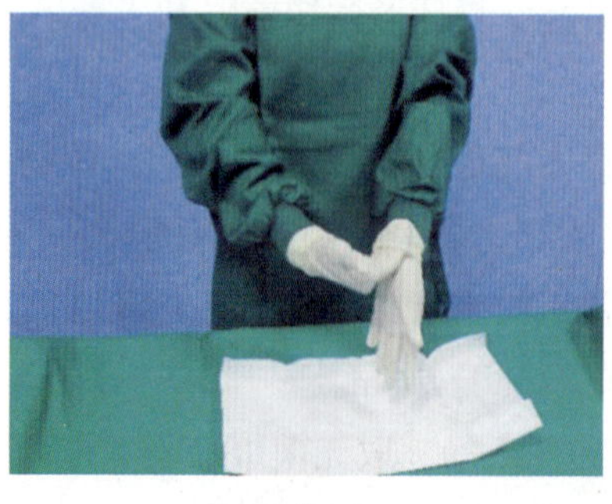

3

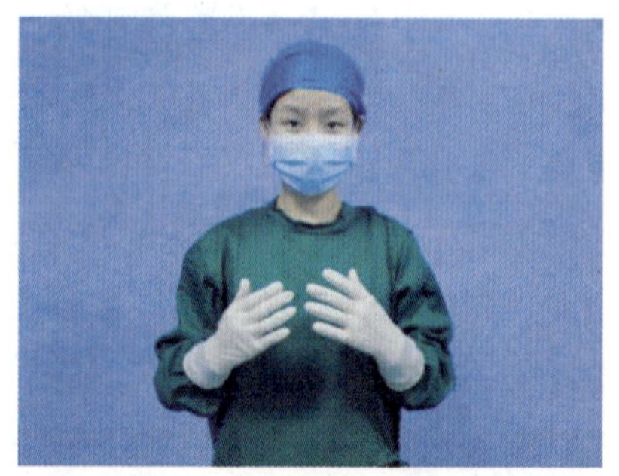

4

图 2-5-1 接触式戴无菌手套法

（1）隔着衣袖，取出左手用的无菌手套，将手套反折部开口朝下，与左袖口平齐放置于手术衣左袖口上方，手套五指朝向自己。

（2）双手隔着衣袖相互配合，将左手套反折部翻转完全套住左袖口，右手隔着衣袖将手术衣左侧衣袖连带手套向上拉，左手伸出衣袖，各手指尽量深地插入相应指筒末端，直到左手五指完全套入手套口，戴好左侧手套。

（3）同法戴右手手套。用已戴手套的左手与右袖筒内的右手相互配合，将右手套反折部翻转完全套住右侧衣袖口，各手指插入相应指套，戴好右侧手套。

注意戴手套过程中，不可让手伸出而直接接触手术衣袖外面或手套外面。

5.系手术衣侧面腰带

系手术衣侧面腰带的操作如图 2-5-2 所示。

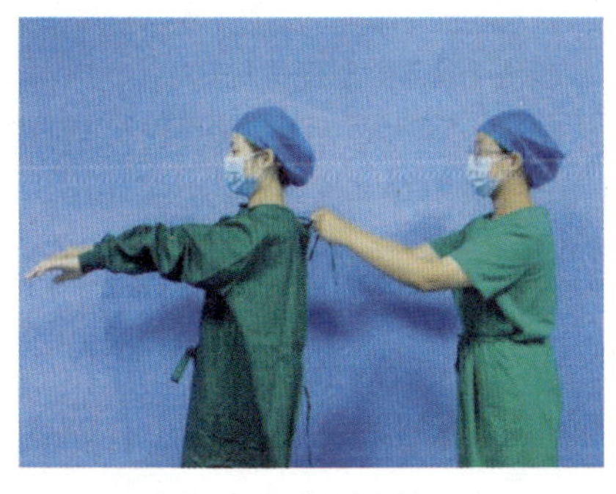

1

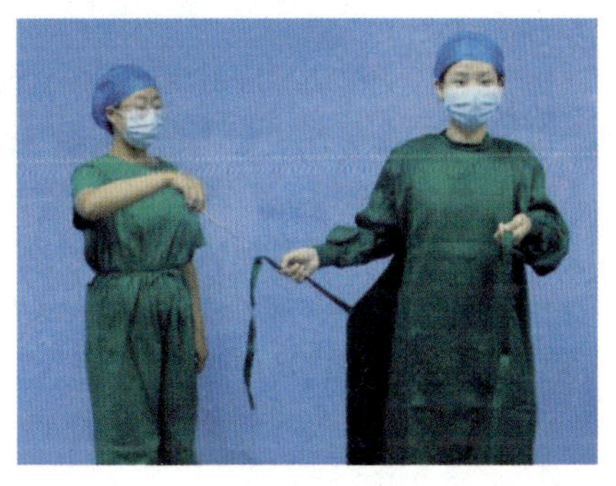

2

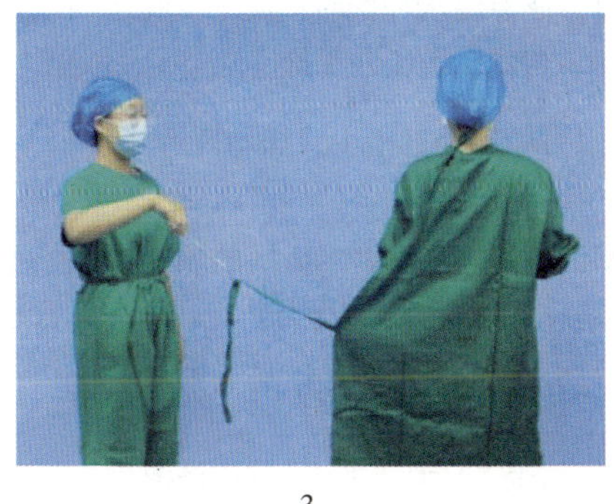

3

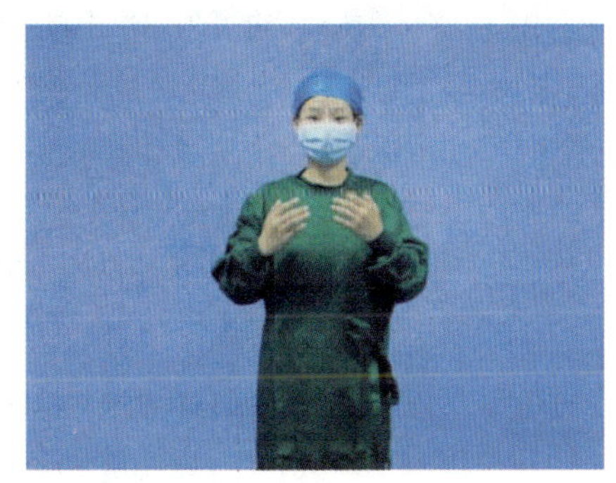

4

图 2-5-2　系手术衣侧面腰带

双手戴好无菌手套，将手术衣侧面的两条腰带活结解开，找出背部包布的系带，由巡回护士用无菌持物钳夹住此系带头端，穿衣者原地旋转半圈后，接住系带，在腰部一侧打一活结。

用无菌生理盐水洗净手套上的滑石粉，双手臂暂置于上腹部前。至此，手术护士术前的自身无菌准备即告完成。

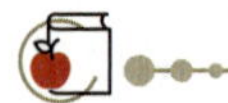

考核标准

手术护士术前自身无菌准备操作评分标准

班级： 姓名： 学号： 得分：

项目	操作要点	分值	得分
洗手前准备（10分）	手术护士先在手术室门口换鞋进入更衣室，换好洗手衣裤、戴好帽子口罩，修剪指甲，摘去手链等饰物。 基本要求：上衣塞入裤腰内，自身内衣未露出洗手衣裤之外，帽子应将头发全部遮盖，口罩必须盖住口鼻	10	
术前洗手与手消毒（42分）	流动水冲洗双手、前臂和上臂下1/3（大于肘上10cm），冲洗时让水由指尖流向手臂	2	
	取适量洗手液于掌心，按照“八步洗手法”的顺序搓洗双手、前臂和上臂的中下1/3至肘上10cm。“八步洗手法”洗手应注意：洗手开始后，双手臂即不可接触身体其他部位及周围任何其他物品。每一步的单个洗手搓揉动作需重复15次以上。“第八步”要求按从下到上、先前面再后面的顺序逐步反复搓洗前臂和上臂下1/3，用于搓洗的手不可移动过快，不可出现遗漏部位。整个步骤应不少于2 min	15	
	以流动水将双手、前臂和上臂下1/3冲洗干净，取无菌巾擦干（也可采用烘手机烘干）。注意流水冲洗时，应尽量放低肘部，使水从肘尖流回水池，勿使水倒流向手部	5	
	取2mL消毒液于一手掌心，以另一手的五指尖涂抹均匀后，将剩余消毒液涂抹在另一手的手臂； 从腕部至肘上5 cm处，按从下到上、先前面再后面的顺序逐步反复搓揉消毒	5	
	同法取2 mL消毒液，消毒另一只手臂至肘上5 cm	5	
	最后取2 mL消毒液于掌心，按标准“七步洗手法”的顺序消毒手部至双手腕部为止，等待至消毒液干燥。 整个消毒过程大约3 min	10	
穿无菌手术衣（18分）	双手消毒后保持拱手姿势（胸前位），进入手术间	3	
	从无菌器械台上取一件无菌手术衣，双手抓住衣领两角内侧，里面朝向自己，找宽敞处将其充分抖开，看准袖筒入口，向上轻抛，双手迅速伸进衣袖，两臂向前平举伸直，由巡回护士在其身后系好项部、背部系带。注意双手暂不可伸出袖口	15	

续表

项目	操作要点	分值	得分
戴无菌手套及系手术衣侧面腰带（20 分）	双手隔着手术衣衣袖先取左手无菌手套，将手套反折部开口朝下，与左袖口平齐放置于手术衣左衣袖上方，手套五指朝向自己。双手隔着衣袖相互配合，将左手套反折部翻转完全套住左袖口。右手隔着衣袖将手术衣左侧衣袖连带手套向上拉，左手伸出衣袖，各手指尽量深地插入相应指套末端，直到左手五指完全套入手套口，戴好左侧手套	10	
	同法戴右手手套。用已戴手套的左手与右袖筒内的右手相互配合，将右手套反折部翻转完全套住右侧衣袖口，右手伸出衣袖，各手指插入相应指套，戴好右侧手套	5	
	将手术衣侧面的两条腰带活结解开，找出背部包布的系带，由巡回护士用无菌持物钳夹住此系带头端，穿衣者原地旋转半圈后，接住系带，在腰部一侧打一活结	3	
	用无菌生理盐水洗净手套外面的滑石粉，双手臂暂置于上腹部前	2	
综合表现（10 分）	术前洗手与手消毒、穿无菌手术衣、戴无菌手套步骤正确，操作规范，动作熟练。整个术前自身无菌准备过程中无菌意识强	10	

任务检测

1.下列有关肥皂洗手法步骤的描述，正确的一项是（　　）。

A.范围应从手指尖到肘上 5cm

B.冲水时应将手指及手肘均朝下

C.浸泡 75% 乙醇范围应到肘上 3cm

D.浸泡在乙醇桶内的时间为 5min

E.浸泡乙醇后应擦干手臂

2.关于手术人员手臂的消毒方法，正确的一项是（　　）。

A.灭菌王是含碘的高效复合型消毒液，无须用肥皂水洗手

B.0.5% 碘伏涂擦两遍后保持拱手姿势，自然干燥

C.用肥皂水刷手 5min，浸于 75% 乙醇中 5min

D.用 0.5% 碘伏涂抹后，再以 75% 乙醇擦拭

E.无菌性手术完毕后手套未破，若需连续手术，应刷手 5min，浸泡 5min

3.手术区域消毒范围原则上应超出切口四周的距离至少（　　）。

A.10cm　　B.15cm

C.20cm　　D.25cm

E.30cm

4.穿无菌衣和戴无菌手套后，必须保持无菌的部位是（　　）。

A.整个胸、腹、背部和双上肢

B.整个颈肩、胸、腹、背部

C.腰部以上的前胸，后背和双上肢

D.腰部以上的前胸和肩部

E.腰部以上的前胸、侧胸和双上肢

5.外科刷手至肘（　　）。

A.1/2　　B.1/3

C.1/4　　D.1/5

E.1/6

6.下列哪项违背了无菌技术操作原则？（　　）

A.外科手消毒时应保持指尖朝上避免水倒流

B.摘除外科手套后不用清洁洗手

C.倒取无菌溶液时，应先冲洗瓶口

D.戴手套的手不可触及另一手套的内面

7.无菌持物钳的前端始终保持（　　）。

A.无特定方向　　B.朝上

C.平行地面　　D.朝下

E.在操作者视线内

参考答案

任务六

手术器械物品清点技术

任务目标

1.学习目标

（1）熟悉手术器械和物品的名称、用途和存放位置，能够准确清点手术器械和物品。

（2）掌握手术器械和物品的使用和操作方法，能够正确使用和摆放手术器械和物品。

（3）理解手术器械和物品的消毒和灭菌原则，能够正确执行消毒和灭菌操作。

2.能力目标

（1）具备仔细观察和细致入微的能力，能够准确辨别手术器械和物品的差异和数量。

（2）具备组织和管理能力，能够合理安排手术器械和物品的摆放和存放，确保手术室的整洁和有序。

（3）具备团队合作能力，能够与其他手术室护理人员和医疗团队紧密配合，协同完成手术器械和物品的清点工作。

3.思政目标

（1）培养敬业精神和责任心，明确手术器械和物品清点的重要性和必要性，能够主动承担起手术器械和物品清点的责任。

（2）培养安全意识和风险意识，能够正确识别和处理手术器械和物品可能存在的风险和安全隐患。

（3）增强团队协作意识，能够积极与他人合作，共同确保手术室的安全和无菌环境的维护。

任务导入

在一次重大手术开始前的准备阶段，手术室护士小玲负责对手术器械和物品进行清点。她仔细查看清点单上的手术器械和物品，一个一个地放置到指定的区域，并逐一勾选清点单上的项目。经过一番认真的清点工作，小玲确认所有的手术器械和物品已经准备齐全。

问题1：在对手术器械和物品清点过程中，为什么要仔细观察和细致入微地清点每个项目？

问题2：进行手术器械和物品清点的目的是什么，它对手术过程有什么重要作用？

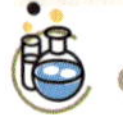

任务要求

理解手术器械和物品清点的意义，学会物品清点的基本操作要领，能熟练完成手术器械和物品清点的整个过程，防止异物遗留、保障患者安全。

任务准备

标准化模拟手术室；操作所需用物：无菌持物钳、无菌器械包、清洁器械台、器械清点记录单、笔、清洁抹布等。

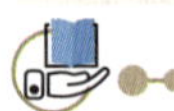

操作规范

1.清点前准备

（1）提前检查手术间环境，尤其是地面、桌子表面、床周围和床底下查看有无缝针、敷料和器械遗留在手术间内。

（2）器械护士提前15 min外科洗手，按规范整理好手术台上的物品和器械并定位放置。

2.清点步骤

（1）第一次清点：手术开始前，由器械护士与巡回护士用唱点法面对面原位清点器械，顺序为：纱布类（脑棉）—缝针类—手术器械—其他，至少两遍，由巡回护士一对一记录清点数目。

（2）手术中如有添加物品，应两人共同清点并由巡回护士记录。

（3）手术进行时，器械护士应随时监控手术台上所有物品，尤其是缝针数目，做到心中有数。

（4）第二次清点：关闭体腔前，巡回护士和器械护士清点手术器械和物品同第一次清点步骤，巡回护士记录。

（5）如因病情需要术后仍留置在患者体内的物品，洗手护士和巡回护士必须与手术医生确认物品名称、数量、部位并准确记录签名。

（6）第三次清点：关闭第一层体腔后，巡回护士和器械护士清点手术器械和物品同第一次清点步骤，巡回护士记录。

（7）第四次清点：手术结束，缝合皮肤后，巡回护士和器械护士再次清点、确认手术器械与物品（敷料按污物桶—器械台—托盘—手术野的顺序依照《手术器械敷料清点记录单》逐项清点，器械按器械常规准备单逐一清点），并在手术器械物品清点单上记录清点数目并签名。例如，甲状腺手术器械物品清点单见表2-6-1。

表 2-6-1　甲状腺手术器械物品清点单

名称	数量（件）	核对
卵圆钳	3	
小肌肉拉钩	1	
皮肤拉钩（大）	2	
刀柄 4 号	2	
刀柄 7 号	1	
有齿镊（12.5cm）	2	
平镊（20cm）	2	
组织剪（20cm）	1	
线剪（18cm）	2	
组织钳	8	
止血钳（弯 12.5cm）	6	
止血钳（弯 14cm）	12	
止血钳（弯 16cm）	6	
止血钳（弯 18cm）	4	
针持（18cm）	2	
巾钳（14cm）	6	
乳突撑开器	2	
小直角	2	
不锈钢篮筐（中）	1	
总计数	65	
手术间/时间		
洗手/巡回签名		

3.清点原则

（1）建立并执行手术物品清点制度，所有手术均应进行手术器械与物品清点。

（2）器械护士对不慎落下手术台的器械、纱布垫、小纱布、缝针、棉片等应及时提示巡回护士拾起，放在固定的地方，任何人未经巡回护士许可，不得拿出手术间。

（3）手术物品清点前后，巡回护士须保持手术间整洁、地面无杂物。

（4）手术台上所使用的敷料必须附有X线显影条，清点时必须完全展开，不要重叠，并检查显影条是否存在和完整，术中不得剪切及随意挪用。

（5）术中如送冰冻切片、病理标本检查时，严禁用纱布、纱垫等敷料裁剪制作成其他敷料使用。

（6）手术台上被污染的器械，由器械护士和巡回护士清点无误后，在手术台上用无菌洁净袋或手术巾密闭保存，防止在清点过程中加重污染。

（7）小纱条、棉片等必须完全摊开清点，检查正反面是否一致，由器械护士和巡回护士按照相同次序，同时发出声音唱点。

（8）器械护士应在使用各种器械敷料前后再次检查其完整性。

（9）及时清点并记录手术中追加的用物。

（10）若同一个患者需要多个切口入路时，关闭每个切口时都必须按常规清点所有物品。

（11）无器械护士的手术，则由巡回护士与手术医生清点核对。

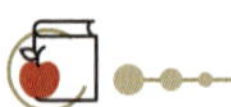

考核标准

手术器械物品清点技术考核评分标准

班级：　　　姓名：　　　学号：　　　得分：

考核内容		考核点及评分要求	分值	得分
评估及准备（16分）	环境	操作环境是否符合要求，器械台清洁干燥	5	
	操作者	仪表符合要求	3	
		洗手、戴口罩	3	
	用物	无菌器械包；无菌持物钳；器械台；护理记录单；笔；清洁抹布用物准备齐全（少一个扣1分，扣完5分为止）。逐一对用物进行评估，包括在有效期内，质量符合要求，摆放有序、合理	5	
实施（64分）		准备清洁干燥的器械台，放置器械包于合适位置	4	
		检查无菌器械包的名称，包有无松动，包布有无潮湿、破损，化学指示胶带是否变色、有效期及签名	2	
		检查干燥无菌持物钳包有无松动，包布有无潮湿、破损，化学指示胶带是否变色及其有效期	2	
		打开无菌持物钳： 1.将化学指示胶带撕下，贴在合适位置； 2.用手依次打开无菌持物钳包布的外、左、右内角； 3.取出无菌钳，检查化学指示卡有无变色； 4.在化学指示胶带上注明开启日期、时间、签名，贴在持物钳罐的下缘	5	

续表

考核内容	考核点及评分要求	分值	得分
实施 （64 分）	打开无菌器械包： 1.解开无菌包系带，挽活结； 2.用手依次打开无菌包外层包布的外、左、右角； 3.取无菌钳，用手打开外层包布的内角，用无菌钳依次打开内层包布的左、右、对侧、近侧； 4.检查化学指示卡有无变色； 5.整理器械，并按顺序放置。将弯盘放在器械台的右下角，将大号药杯放入弯盘内合适位置，碗放在右上角，盆放在左上角	8	
	器械护士按手术器械、物品的摆放顺序依次清点所有手术用物的数量及完整性。清点时大声唱出，巡回护士核实并记录、签名	20	
	手术中添加任何物品，及时清点、记录、签名	10	
	关闭体腔前、关闭第一层体腔后、手术结束时，再次与巡回护士共同清点手术器械、敷料、锐器及所有用物的数目及完整性，完全一致才能关闭体腔	13	
评价 （20 分）	清点用物时，注意力集中，遵守唱点原则	5	
	添加物品，及时清点，及时记录	5	
	如清点不符要及时汇报、寻找、拍照片证实，并填写特殊事件报告	5	
	操作程序完整，无超时	5	

任务检测

1.清点器械物品时机不正确的是（　　）。

A.术前

B.关闭体腔前

C.关闭第一层体腔后

D.手术结束，缝合皮肤时

E.手术结束，缝合皮肤后

2.整个手术过程中，器械护士与巡回护士一起清点器械至少（　　）。

A.1 次　　B.2 次

C.3 次　　D.4 次

E.5 次

3.下列手术中器械物品清点与管理行为错误的是（　　）。

A.手术开始前，洗手护士与巡回护士应共同清点器械物品至少两次

B.清点器械物品时大声唱出

C.手术中添加任何物品，应及时清点、记录、签名

D.小纱条、棉片等必须完全摊开清点

E.手术中可按需要将纱布裁剪制作成相应大小

4.不属于器械护士职责的是（　　）。

A.查对无菌器械及敷料包

B.打开无菌器械及敷料包

C.与巡回护士共同清点手术器械及敷料

D.密切观察手术进程及物品需要

E.将术中切下的组织标本装袋并贴上标签后送检

5.不属于巡回护士职责的是（　　）。

A.核对患者各项信息

B.检查手术间设备及仪器

C.与洗手护士共同清点手术器械及敷料

D.监督手术人员严格执行无菌操作

E.始终保持手术野、器械托盘及器械桌的整洁干燥和无菌状态

参考答案

任务七

手术床的使用

任务目标

1.学习目标

（1）熟悉手术床的结构和功能，了解手术床的不同部位和调节方式。

（2）掌握手术床的正确使用方法，能够根据手术需求进行相应的床位调节。

（3）理解手术床使用的注意事项和安全措施，能够遵守相关规定和操作规程。

2.能力目标

（1）具备观察和判断能力，能够根据手术需求合理调节手术床的位置和角度。

（2）具备操作和协调能力，能够与手术室团队和医疗人员紧密配合，确保手术床的合理使用和调整。

（3）具备应急处理能力，能够迅速应对手术床相关的突发情况和问题，保障手术过程的顺利进行。

3.思政目标

（1）培养责任心和安全意识，认识到手术床的安全使用对手术成功和患者安全的重要性，能够主动关注手术床的运行状态，及时报告和解决问题。

（2）培养团队合作意识，能够与其他手术室护理人员、医疗团队和患者紧密合作，协调床位调整和手术准备工作。

（3）培养服务意识和人文关怀，能够在手术床使用和护理过程中关注患者的舒适度与安全，并提供必要的情感支持和帮助。

任务导入

小张是一名手术室的护士，他负责在手术前准备手术床的使用和护理工作。今天早上，小张接到了一项要进行骨科手术的通知，他迅速赶到手术室开始准备。首先，小张仔细检查了手术床的各项功能，确保每个部位都能正常工作。然后，他根据手术的需求，调整了手术床的位置和角度。最后，小张对手术床进行了清洁消毒，以确保手术环境的无菌和安全。

问题1：手术床的各项功能有哪些，为什么要对每个部位的功能进行仔细检查？

问题 2：手术床在手术过程中的调整和使用有哪些注意事项，它对手术的顺利进行有哪些重要作用？

任务准备

能熟练地按照操作规范使用手术床，熟悉手术床的维护保养。

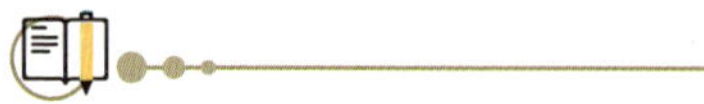

任务准备

电动调节式手术床；液压调节式手术床。

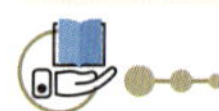

操作规范

1. 手术床的功能特点

现代手术床有多功能、智能化趋势，以适应不同外科手术的需要。手术床的类型主要有电动调节式手术床和液压调节式手术床。坚固、可靠、耐用、安全、功能完备，操作简便，舒适省力是现代手术床的基本要求。

（1）多功能手术床的配件及功能齐全，由 4~8 个截面组成，可调节成各种不同的位置，满足手术需要。

（2）手术床设计要符合人体解剖特点，要坚固、可靠、耐用、操作简便。

（3）床位采用高质量不锈钢材料，耐高温、耐腐蚀。

（4）手术床床垫厚度 50mm，采用无毒、无挥发的材料制成。床垫设计应适合患者体位变化，感觉舒适、易于拆卸清洗。

2. 手术床的使用注意事项

（1）如要移动手术台，应打开电源开关（在电池电量不足时需接通电源），同时按下控制器上的“UNLOCK”键，使手术台处于可移动状态。需长时间移动手术台时，可在手术台处于可移动状态时关闭电源开关。

（2）手术台使用完毕后，应保持清洁干燥，以防手术台内部电器受潮损坏。

（3）防止伤害。

①防止倾倒：打开底座刹车后，手术床即处于可移动状态，此时要注意保护手术台的患者，防止发生手术床移位、倾倒，或患者坠床。在完成调节操作后一定要锁定手术床。

②防止夹伤或压伤：当释放底座刹车时，请勿把脚放在底座下。

③防止绊倒：电源线应放置于适当的位置，避免行走时被绊倒。

④防止触电：当电器检修盖或控制零件组件被移走时，请勿操作或维修手术台。

⑤防止灼伤：使用电刀时，防止患者皮肤接触手术床的金属部位，避免旁路灼伤。

（4）手按控制板应挂在手术床侧面钢轨上，其线路应避免夹伤、压伤，防止线路损坏。

（5）勿放置重物于电源线上或让推车碾过电源线。

（6）勿让患者坐在手术床的头板、手臂板或腿板上，过重的重量可造成配件弯曲或损坏。头板与腿板最大载重 40 kg，当两腿板分开超过 45°时，只可载重 20 kg。手术床承受的重量不宜超过 150 kg。（不同的手术床承重量稍有不同）

（7）勿将物品、配件或重物放于手术床底座的外盖上。

（8）在操作台面左右倾斜和前后倾斜时，应用支撑架、约束带固定患者体位，以免操作不慎造成患者滑跌。

（9）凡固定在手术台导轨上的附件，使用时应可靠地将其固定于导轨上，以免在使用时不慎滑落造成意外损伤。暂不使用时，应有序地放置在专用放置架上，定期检查，以防遗失和损坏。

3.手术床的保养维护

（1）手术台面床垫可用 500 mg/L 含氯消毒液进行清洁消毒，消毒后应将其擦干。及时擦去溅到床垫上的污渍，可延长床垫的使用寿命。

（2）手术台在手术前和手术后都应该及时进行清洁消毒，使用没有侵蚀性的消毒液进行清洁消毒，并在消毒后及时用抹布擦去残留的液体。

任务检测

1.下列有关手术床的基本要求，不符合要求的一项是（　　）。

A.坚固、可靠　　B.耐用、安全

C.漂亮、轻便　　D.功能完备、操作简便、舒适省力

2.手术床体不宜采用（　　）。

A.不锈钢材料　　B.铁质材料

C.耐腐蚀材料　　D.耐高温材料

3.下列哪项不属于手术床使用不当造成的伤害？（　　）

A.倾倒、绊倒　　B.夹伤、压伤

C.压疮　　D.触电、灼伤

4.手术床承受重量不宜超过（　　）。

A.100 kg　　B.150 kg

C.170 kg　　D.120 kg

5.手术床及附件的定期消毒宜选择（　　）。

A.含乙醛基的表面稀释消毒剂　　B.含乙醇的混合物

C.含磷酸盐的弱碱性消毒剂　　D.含氯消毒剂

参考答案

任务八

腹腔镜手术设备的使用

任务目标

1.学习目标

（1）熟悉腹腔镜手术设备的结构和功能，了解腹腔镜手术的基本原理和操作流程。

（2）掌握腹腔镜手术设备的正确使用方法，能够正确连接和调节各个部件，确保设备的稳定和可靠性。

（3）了解腹腔镜手术设备的常见问题和故障处理方法，能够迅速应对各类突发情况，保障手术的顺利进行。

2.能力目标

（1）具备观察和判断能力，能够根据手术需求合理选择腹腔镜手术设备，并判断设备的运行状态是否正常。

（2）具备操作和协调能力，能够与手术室团队和医疗人员紧密配合，协调调节和使用腹腔镜手术设备。

（3）具备应急处理能力，能够迅速应对腹腔镜手术设备出现的问题和故障，保障手术过程的顺利进行。

3.思政目标

（1）培养责任心和安全意识，认识到腹腔镜手术设备的安全使用对手术成功和患者安全的重要性，能够主动关注设备的运行状态，及时报告和解决问题。

（2）培养团队合作意识，能够与其他手术室护理人员、医疗团队和患者紧密合作，协调腹腔镜手术设备的使用和调整。

（3）培养服务意识和人文关怀，能够在腹腔镜手术设备使用和护理过程中关注患者的舒适与安全，并提供必要的情感支持和帮助。

任务导入

小明是一名手术室的护士，今天他接到了一台腹腔镜手术的通知。小明迅速赶到手术室，开始准备腹腔镜手术设备的使用和护理工作。首先，他仔细检查了腹腔镜手术设备的各个部件，确保连接和调节正常。其次，他根据手术的需求，协调配合手术室团队进行设备的安装和调整。最后，他提醒患者要保持平静，同时向患者解释腹腔镜手术的优势和可能的风险。

问题1：腹腔镜手术设备的结构和功能有哪些，它们是如何协同工作的？

问题2：在腹腔镜手术中，手术室护士如何与其他医疗团队协作，确保腹腔镜手术设备的正确使用和调整？

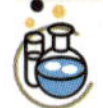

任务要求

能熟练地按照操作规范使用腹腔镜手术设备，熟悉腹腔镜手术设备的维护保养。

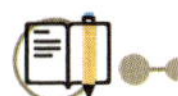

任务准备

腹腔镜手术设备。

操作规范

腹腔镜手术是一种微创手术技术，通过腹腔镜手术设备进行操作，能够减少患者的疼痛和恢复时间。

1.应用范围

腹腔镜手术广泛用于普外科、妇产科等各科手术，同时还用于一些疾病的检查和诊断等。

2.腹腔镜的设备与器械

（1）腹腔镜的设备。

①操作方法：通常用于外科的腹腔镜有两种类型，即诊断性腹腔镜和手术性腹腔镜。两者各有不同类型的视角镜可供选择：0°镜、30°斜视镜、45°斜视镜、70°斜视镜。

②内镜电视摄像系统：包括监视器、摄像头和信号转换器。

a.监视器：接受摄像头和信号转换器输入的视频信号，便于外科医生在手术中观察电视图像进行操作，要求所观看的监视器应该具有高质量、高分辨率。

b.摄像头：摄像头与腹腔镜目镜连接，将腹腔镜图像以电信号的方式输入至信号转换器。

c.信号转换器：将内窥镜采集的光学信号转换成数字信号，输入至图像处理主机，再由图像处理主机处理后输出至显示器显示。

③冷光源系统：冷光源系统主要包括冷光源机和冷光源线。用于腹腔镜手术的光源输出功率均在150 W以上。

④二氧化碳气腹机系统：二氧化碳气腹机系统由气腹机、二氧化碳钢瓶、2.5 m长硅胶管和弹簧气腹针组成。建立气腹的目的是为检查、手术提供宽广的空间和视野，也是避免意外损伤其他脏器的必要条件。成人腹内压力应＜15 mmHg。

⑤单、双极多功能高频电刀：腹腔镜手术所使用的高频电刀，可用常规手术所

用的电刀。功率一般为 152~200 W，最大输出功率不应超过 200 W，以保证患者的安全。

⑥冲洗、吸引装置：主要由冲洗泵、吸引泵、液体容器、控制面板等组成。常见的类型有单泵式和双泵式。

⑦超声刀：一种高频电外科设备，主要用于生物组织的切割与血管闭合等操作。

⑧血管闭合系统（LigaSure™）：是一种新型的腹腔镜手术止血设备。其工作原理是使血管壁的胶原融合从而使血管封闭。它可以封闭 7 mm 直径以下的血管和组织束，无须事先分离及碳化。与双极电凝相比，可以明显减轻组织热损伤。

⑨选配设备：包括录像机、盘式记录仪、镜像视频打印机、腹腔镜用超声波诊断装置、腹腔镜用纤维胆管镜、集总监控中心（SCB）等。

（2）腹腔镜器械。

①穿刺针：包括内芯和套管。套管是器械出入的通道，其中多有 1 个活动阀门，防止气体漏出。根据手术中置入手术器械的不同，其外径范围为 3~35 mm。

②气腹针：是穿刺法建立气腹时使用的最普遍、最安全的器械。它由钝头、带有弹簧的内芯和锐利的外套针组成。

③抓持器械：是腹腔镜手术中最常使用的器械，由把手可旋转器械轴和各种工作头部组成，根据器械头端的形状和对组织是否造成损伤可分为有创和无创两类。

④手术剪：用于腹腔镜下组织的锐性分离，包括弯分离剪、直分离剪。

⑤止血用器械：包括单极电钩电铲、双极电凝钳、钛夹和钛夹钳、超声刀、LigaSure™ 等。

⑥吸引和冲洗管：用于冲洗腹腔和吸引腹腔内的血液，以暴露手术野。

⑦腹腔镜拉钩：如扇形拉钩、库氏拉钩。

⑧缝合和结扎器械：包括持针器和打结器。

常用腹腔镜手术器械如图 2-8-1 所示。

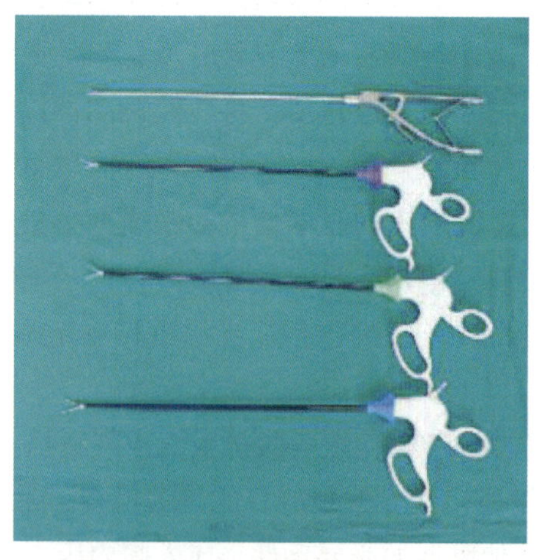

图 2-8-1 常用腹腔镜手术器械

3.操作步骤

（1）检查各仪器电源插头与仪器是否插好，将仪器接通电源。

（2）将二氧化碳桶与气腹机相连，打开二氧化碳桶开关。

（3）打开气腹机电源开关，气腹机自检完成后待用。当气腹针穿刺成功，确定进腹腔后，打开进气开关。

（4）将摄像头的目镜端用镜头纸擦掉灰尘，套以无菌塑料套，接机器端水平插入机器接口中，打开摄像机及监视器开关。

（5）将导光纤维插入冷光源机的光纤机接口中，打开电源开关。当镜头进入腹腔前，打开光源开关。

（6）将单极电刀负极板贴于患者身上肌肉丰厚处，将单极电凝线与单极电刀机器相连，打开电源开关。也可根据手术需要向上或向下调节电切或电凝输出。

（7）手术结束后，关闭单极电刀电源，拔掉电极电凝线和负极板线。

（8）关闭冷光源时，先关闭电源开关，再关闭冷光源电源开关。

（9）关闭气腹机的步骤是：关闭进气开关—关闭二氧化碳桶开关—打开气腹机进气开关—放余气—关闭进气开关—关闭气腹机开关—将二氧化碳与气腹机分离。

（10）关闭摄像机、监视器电源开关，切断仪器电源。电源线盘好并系于仪器后，将仪器归位。

4.腹腔镜手术仪器、器械的清洁与保养

（1）腹腔镜手术器械的清洁。

①每例手术完毕，将手术器械经过酶及流动水清洗，再用软布擦干，如多例连台手术，可马上将器械放入适酶盒内浸泡2min，经流动水冲洗后，用低温消毒或快速消毒锅高压灭菌，为下一台手术做准备。若为当日最后一例手术，可用器械气枪吹干上油后擦拭，不要用粗糙的布巾擦拭，以免划伤镜面，影响使用。

②各类有内腔的导管、冲洗吸引管，应在流水下反复冲洗，然后用通条刷反复通刷，防止血痂、胆泥阻塞。冲洗干净后，用长卷棉子将内腔擦干、上油。

③手术后拆卸穿刺器时，拧下阀门内腔、弹簧、密封圈及穿刺的侧孔。清洗时按压打开道口，冲洗干净内腔，关节活动部分上油，并及时将阀门还原，以免阀门内的小部件丢失。

④清洗各类手术钳时，注意冲洗干净关节面的血迹、黏液，可将手术钳关节边关闭边清洗，然后用自来水冲洗，最后擦去水珠并吹干、上油。

⑤摄像头、冷光源电线、腹腔镜视角窥镜用软布擦干、晾干，电线避免折叠。

⑥锐器的部分应及时拆开清洗，易于遗失的小部件应置于小盒或纱布袋内，待晾干上油后再进行安装。

（2）仪器的保养。腹腔镜手术设备为贵重精密仪器，须指派专人负责管理和保养。操作人员要有较强的责任心，严格按照操作规程操作，并经过专门的技术培训，不仅要熟练掌握仪器的常规操作，了解其基本性能，而且还要学会日常维护及保养技术。

①腹腔镜在投入临床使用前，要请有关专家或仪器专业人员进行新知识专题讲座，让大家熟悉其性能、特点、原理、操作步骤与保养要求。

②主要设备如光源、信号转换和监视系统、电切电凝系统、气腹机系统，应有固定的放置室及专用的放置台（架），或放在一个有脚轮的器械柜内，柜内四周须有散热孔。尽可能设置固定且专用的手术间，可防止过多移动而造成对设备的震动损害。

③每次手术完毕后，应逐一检查仪器性能是否完好，再切断电源。

④保持仪器的清洁，仪器不用时应用防尘罩遮起来。

⑤监视器、录像设备、气腹机、电凝器均应于手术完成后擦净仪器上的灰尘，妥善保存，防止损坏。

⑥在使用过程中，如果仪器发生故障，不得随意拆开仪器，应及时请专业人员维修并调试。

⑦仪器放置的地点应防潮、防晒，远离油污，远离有毒、有害、易燃、易爆及腐蚀性液体及气体。

⑧对设备表面的清洁，应避免使用带湿水或刺激性液体如乙醇等粗糙的布巾擦洗，必要时需使用专用清洗剂。

（3）腹腔镜器械的保养。设立专人负责保养腹腔镜手术器械，不仅可以延长器械的使用寿命，减少故障的发生，更重要的是保证腹腔镜手术能够顺利完成。为此，应制定以下有关器械的保养制度，并要求每个工作人员必须照章执行。

①任何器械在任何情况下均不得投掷或互相碰撞，保持轴节灵活，尖端开合良好。

②手术中要爱护器械，使用得当；用后认真用清水刷洗，气枪吹干后上油，以防受潮生锈；最后放回器械柜内，做好登记。

③对器械的利刃部分，要特别注意保护，轻拿轻放，不可一手拿两件，以防滑落摔坏。

④对各种钳类器械要经常检查，特别是活动关节，应涂上专用保护油。不经常使用的器械每周应至少保养一次，防止生锈。

⑤吸引管道及外套管上均有一个阀门，可定期拆卸进行清洁、上油，以保持阀门的灵活性。

⑥转换器上的橡皮帽及密封圈在清洗器械时应注意不要遗失，如有破裂应及时更换，以免造成手术中漏气而影响气腹效果。

⑦将器械浸泡消毒时，必须了解消毒剂的性能，禁止使用对器械有腐蚀作用的溶剂作消毒灭菌剂。

⑧除常规开腹器械及冲洗管道高压灭菌外，摄像头、导光纤维、电凝线可根据

器械的性能决定消毒方法，可使用卡式快速高压灭菌锅进行高压灭菌消毒或环氧乙烷灭菌。

⑨所有器械在使用、清洗、保养过程中，关节不要硬扳、尖端不能碰及硬物，管状部位不能敲打。

⑩摄像头、冷光源光缆、电凝线在术后须用柔软的、吸水性强的布巾擦干；存放时不可折叠或过度弯曲，应无角度盘旋；避免摩擦、碰撞腹腔镜、物镜镜面，清洗干净并擦干后套上保护帽。

5.注意事项

（1）镜下手术操作与直视手术操作不仅有深浅巨细的差别，更有视觉、定向和运动协调上的差别。为配合默契，传递手术器械必须达到平面视觉的适应、定向和协调的适应。因此，手术中护士应能熟练观看显示屏并能主动快速传递手术所需物品。

（2）手术护士应有高度的责任心，能熟练掌握各种器械的名称、用途、拆洗和安装方法，能排除仪器的常规故障。

（3）手术中要爱护器械，使用适当；使用后认真用清水刷洗、气枪吹干，以防受潮生锈。

（4）手术护士应掌握手术中仪器的使用方法和注意事项，指导医生正确使用，以免在使用过程中因操作不当损坏仪器及器械，影响正常使用。

（5）每次手术完毕后，应逐一检查仪器性能是否完好，再切断电源；保持仪器的清洁，监视器、录像设备、气腹机、电凝器等在手术完成后擦净仪器上的灰尘，用防尘罩遮盖，妥善保存，防止损伤。

（6）中转开腹时，洗手护士应将台上的器械及时撤下，换上开腹器械，并与巡回护士清点纱布、器械等。撤下的器械不可拿出手术间，以便手术结束时查对。

（7）腹腔镜器械使用后处理可采用高压灭菌，如果不耐高压，则用环氧乙烷、低温消毒柜灭菌。

任务检测

1.下列不是腹腔镜器械的是（　　）。

A.穿刺针　　B.手术剪

C.超声刀　　D.骨锤

2.腹腔镜手术的适用范围正确的是（　　）。

A.妇科手术　　B.骨科手术

C.神经外科手术　　D.胆囊切除手术

3.关于腹腔镜器械保养不正确的是（　　）。

A.手术器械使用后用清水刷洗，直接晾干

B.器械应轻拿轻放，不可一手拿两件

C.摄像头、冷光源光缆术后需用柔软、吸水性强的布巾擦干

D.对各种钳类器械要经常检查，在钳子关节涂上专用保护油

4.腹腔镜的视角镜选择不正确的是（　　）。

A.30°斜视镜　　B.45°斜视镜

C.70°斜视镜　　D.100°斜视镜

5.单双极多功能高频电刀最大输出功率不应超过（　　）。

A.100 W　　B.130 W

C.150 W　　D.200 W

参考答案

任务九

手术区铺单

任务目标

1.学习目标

（1）理解手术区铺单的重要性和作用，了解手术区铺单的标准和要求。

（2）掌握手术区铺单的步骤和流程，能够正确铺设手术区铺单。

（3）学习手术区铺单的注意事项，能够根据手术类型和器械需求进行合理安排和摆放。

2.能力目标

（1）具备观察和判断能力，能够根据手术需要选择合适的铺单材料和器械，并进行正确的铺设和摆放。

（2）具备操作和协调能力，能够与手术室团队紧密配合，按照指定的要求和流程进行手术区铺单。

（3）具备卫生和环境控制能力，能够保持手术区的清洁和安全，防止交叉感染和污染。

3.思政目标

（1）培养责任心和安全意识，认识到手术区铺单对手术成功和患者安全的重要性，能够严格按照标准操作，确保手术区的卫生和无菌环境。

（2）培养团队合作意识，能够与其他手术室护理人员和医疗团队紧密配合，协调手术区铺单和布置工作。

（3）培养服务意识和人文关怀，能够在手术区铺单的过程中关注患者的舒适与安全，并提供必要的情感支持和帮助。

任务导入

小明是一名手术室的护士，今天他接到了一台关节置换手术的通知。关节置换手术是一种常见的骨科手术，需要在手术区进行铺单，以确保手术过程的卫生和无菌环境。小明迅速赶到手术室，开始准备手术区的铺单工作。他根据手术类型和器械需求选择合适的铺单材料和器械，仔细摆放和安置。在铺单的过程中，小明注意到手术区的清洁和整洁非常重要，因为它直接关系到手术的成功和患者的安全。

问题1：手术区铺单的目的是什么，它对手术的成功和患者有何影响？

问题2：在手术区铺单的过程中，护士需要注意哪些要点，如何保证手术区的清洁和无菌环境？

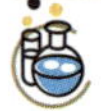

任务要求

掌握手术区铺单的操作方法及注意事项。

任务准备

（1）用物准备：准备腹部手术敷料包、手术衣包、手术器械包并检查各包灭菌是否合格；治疗车；麻醉架固定于手术台的头端，并横跨患者颈部上方；手术托盘直立于手术台的尾端，其托盘底部距离患者小腿上方至少20cm。

（2）环境准备：调节手术间的温度、湿度及手术台灯光，保持室内清洁、整齐、宽敞、安静，符合无菌操作要求。

（3）操作者准备：穿洗手衣裤，戴帽子、口罩，修剪指甲，第一助手完成外科刷手及手消毒；器械护士穿无菌手术衣及戴无菌手套。

（4）患者准备：安置好手术体位，按要求暴露手术部位，完成手术区皮肤消毒。

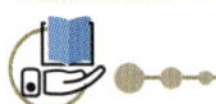

操作规范

1.检查及开包

巡回护士检查无菌敷料包，灭菌合格则打开敷料包外层包布及第1层内包布。

2.铺无菌巾

器械护士打开第2层内包布，查看灭菌指示卡，合格后取无菌巾，将无菌巾折边1/3，传递第1块、第2块、第3块无菌巾，折边朝向第一助手，第4块无菌巾折边朝向器械护士自己。第一助手接过无菌巾，折边向下依次铺于手术切口的下方、上方、对侧、近侧，每块无菌巾的内侧缘距切口3cm以内。

3.固定无菌巾

器械护士将布巾钳传递给第一助手，以固定切口周围的4块无菌巾的交角（手术贴膜固定者可免去布巾钳），以保护手术切口组织。

4.铺无菌托盘垫

器械护士将1块托盘垫递给第一助手，铺于手术台的器械托盘上。

5.再次消毒

第一助手再次行双手臂消毒，然后穿无菌手术衣，戴无菌手套，继续铺无菌单。

6.铺无菌中单

器械护士和第一助手分别站于手术台的两侧，各抓住无菌中单的两角并包绕戴好手套的手，将2块无菌中单分别铺于切口的上方、下方。铺单时应避免自己的手触及他人或未消毒物品。

7.铺无菌大单

与铺无菌中单相同，需注意无菌大单其切口上方需遮盖麻醉架，其切口下方则需遮盖无菌托盘（此步骤可根据实际情况免去）。

8.铺手术大孔单

将大孔正对切口放置，其短端向头端，长端向足端；展开大单，先铺头端再铺足端，短端盖过麻醉架，长端盖住器械托盘及手术台尾，两侧和手术台尾应垂下无菌台边缘至少 30cm。

腹部手术铺单法如图 2-9-1 所示。

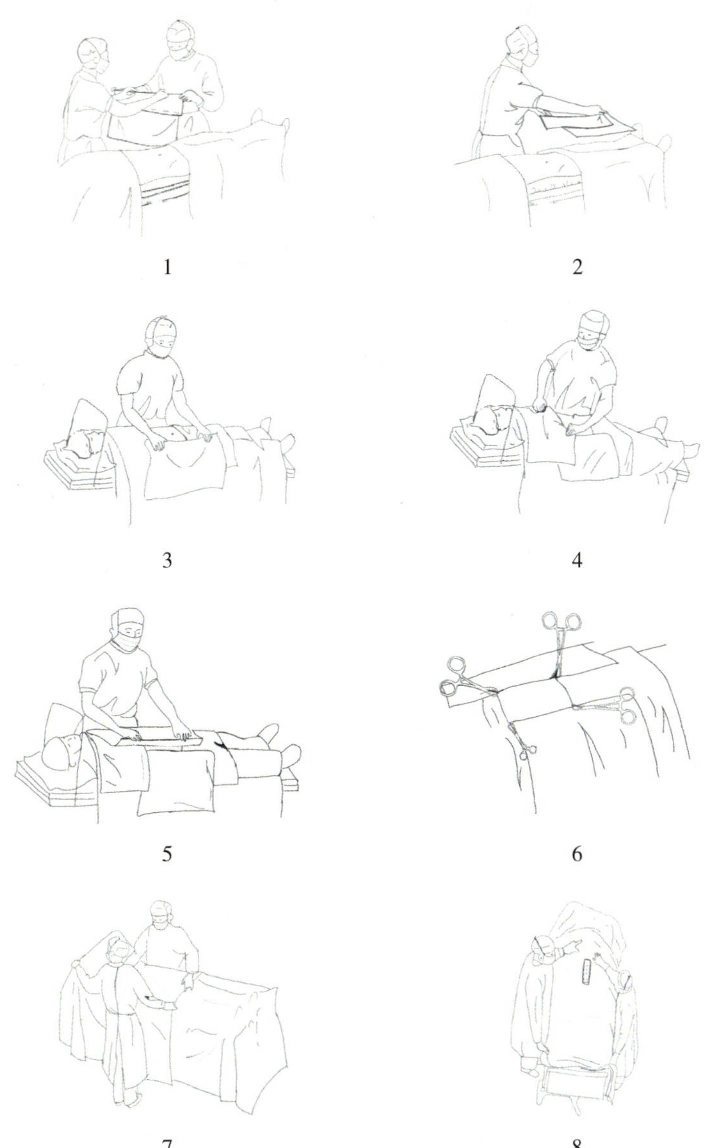

1：接无菌巾，折边朝向自己；2：逆时针铺无菌巾下侧；3：逆时针铺无菌巾对侧；4：逆时针铺无菌巾上侧；5：逆时针铺无菌巾近侧；6：布巾钳固定无菌巾；7：铺无菌大单；8：铺手术大孔单

图 2-9-1 腹部手术铺单法

9.粘贴无菌手术贴膜

将无菌手术贴膜粘贴于切口皮肤及周围无菌大孔单上，边贴边抹平，使之与皮肤及无菌单紧贴，无空隙（若贴膜已固定切口周围的4块无菌巾，此步骤则免去）。

10.注意事项

（1）严格执行无菌操作制度。打开无菌单时，无菌单不可触及腰以下的无菌手术衣；铺单时，双手只接触手术单的边角部，避免接触手术切口周围的无菌手术单部分；铺中单、大单时，要手握布单角向内卷遮住手，以防手碰到麻醉架、输液管等有菌物品而被污染。铺单时，如无菌单疑被污染，应立即弃去并更换1块。

（2）铺单前，器械护士应穿无菌手术衣、戴无菌手套。

（3）第一助手外科刷手及手消毒后，无须穿手术衣、戴手套，直接铺第1层无菌巾；完成切口铺巾及托盘铺垫后，双手臂重新消毒1次，然后穿无菌手术衣、戴无菌手套，方可继续铺无菌单。

（4）每块无菌巾的内侧缘距切口线3 cm以内，手术台两侧和足端，无菌单应垂下手术台边缘至少30 cm；手术切口周围要有4~6层无菌单覆盖，外周最少2层。

（5）无菌单一旦放下，不可移动；必须移动时，只能由内向外移动，不得由外向内移动。

（6）严格遵循铺巾顺序，方法视手术切口而定，原则上第1层无菌巾是从无菌区到相对无菌区、先远侧后近侧的顺序进行铺盖。

（7）建立无菌台面后，注意非上台人员不得接触无菌台面。

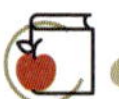

考核标准

手术区铺单操作评分标准

班级：　　姓名：　　学号：　　得分：

项目		操作要点	分值	得分
评估（20分）	环境	安静、清洁、舒适、明亮；温湿度适宜	5	
	用物	模型人、万能手术床、无菌持物钳(含筒)、无菌弯盘内放0.5%碘伏纱布若干、手术敷料包、手术衣包、手套包	5	
	患者	了解皮肤消毒及铺巾的目的，手术体位安置稳妥，手术区域充分显露	5	
	手术人员	了解患者手术方式。器械护士戴帽子、口罩，外科手消毒，穿手术衣、戴手套；巡回护士置患者于合适的手术体位，充分暴露手术部位；手术医生(第一助手)外科手消毒	5	

续表

项目		操作要点	分值	得分
计划（10分）	在规定时间内(15 min)完成		2	
	患者体位固定良好，手术区域皮肤消毒完善		4	
	手术人员铺巾方法正确		4	
实施（60分）	皮肤消毒（30分）	1.检查手术区域皮肤的清洁度，观察皮肤有无破损及感染	3	
		2.第一助手刷手后取含有0.5%碘伏纱布的治疗碗在左手(器械护士传递盛有纱布的治疗碗，巡回护士倒碘伏溶液)，站在患者右侧，用无菌持物钳夹取第一块碘伏纱布，将无菌持物钳闭合使碘伏滴在脐部2~3滴	6	
		3.用无菌针夹取碘伏纱布涂擦手术区域皮肤，范围以手术切口为中心，15~20 cm以内。由内及外、自上而下消毒皮肤，每次涂擦之间不留空隙	8	
		4.消毒完第1遍后更换无菌持物，按同样的方法再消毒一遍。第2遍消毒的范围不能超过第1遍的范围，涂擦不要有遗漏	8	
		5.用最后一块纱布处理脐部	5	
	铺巾（30分）	1.巡回护士打开无菌敷料包	4	
		2.铺无菌巾。器械护士传递4块无菌巾给手术医生，每块的一边折叠1/4,前3块折边朝向医生，第4块朝向护士。先铺切口对侧或相对不洁区，最后铺近侧。再将另2块无菌巾分别铺在患者的腿部和麻醉架上。然后器械护士与巡回护士配合将器械托盘套上无菌布套	12	
		3.铺无菌中单。器械护士手持第1块手术中单的一端，将另一端递给医生，在切口下方展开手术中单，铺向腿部并覆盖在器械台上，双手捏住手术中单的内侧角，铺在切口上方。器械护士持第2块中单，在切口上方展开，铺于麻醉头架上。中单边缘分别与切口上下缘平齐。器械护士取手术切口无菌保护膜将已铺置在手术切口周围的手术巾单一起粘贴固定在手术切口皮肤上	7	
		4.铺手术大孔单。将开口对准切口部位，短端向着头部、长端向着下肢。先上后下分别展开大单，展开时操作者双手持大单的外角进行翻转，将手部完全遮盖大单上端应盖住麻醉架，下端盖住器械托盘和患者足端，两侧及足端应下垂过手术床边缘30cm以上	7	

续表

项目	操作要点	分值	得分
评分（10分）	1.在规定时间内（15 min）完成	3	
	2.操作规范，动作熟练，团队配合良好	4	
	3.无菌意识观念强	3	

 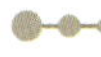

任务检测

1.手术区消毒后铺无菌布单，错误的是（　　）。

A.目的是显露手术切口，避免和减少手术中的污染

B.铺单后位置不准确，只能由手术区向内移

C.铺单后位置不准确，只能由手术区向外移

D.除手术野外，至少要有两层无菌布单遮盖

E.大单布应垂下超过手术台边 30 cm

2.患者下腹部手术区准备时，铺单顺序正确的是（　　）。

A.大单、中单、4 块无菌巾　　B.中单、大单、4 块无菌巾

C.4 块无菌巾、中单、大单　　D.4 块无菌巾、大单、中单

3.手术准备铺无菌器械台时无菌台布覆盖至少（　　）。

A.2 层　B.4 层　C.6 层　D.8 层　E.10 层

4.关于手术区铺无菌手术单的铺单原则，以下正确的是（　　）。

A.显露切口，距切口中心 5~6 cm

B.周围有 4~6 层无菌单覆盖，外周至少 4 层

C.悬垂手术台边缘下至少 20 cm

D.手术单铺盖后不宜移动，必须移动时只能由手术区向外移

E.手术单铺盖后不宜移动，必须移动时只能由手术区向内移

5.以腹部手术为例，手术区铺无菌手术单的铺单顺序，以下说法正确的是（　　）

A.铺置手术洞单时，短端向下肢，长端向头部

B.铺巾时，手不可卷在铺巾中，以免污染

C.铺置手术洞单时，要求两侧和头端应垂下超过手术台边缘 30 cm

D.两块手术中单分别铺于切口的上方与下方

E.铺置手术洞单时，短端盖住器械托盘，长端盖住麻醉架

参考答案

项目三

术后护理技术

项目概述

本项目是一个术后护理技术的学习计划，旨在提高护理人员的专业技能和知识水平，以提供全面高效的手术后护理服务。本项目涉及术后患者的转移安置护理、术后患者的观察和监测、术后切口换药技术、伤口引流等方面。通过本项目的学习，护理人员将能够提高护理服务质量和工作效率，全面护理患者，帮助患者顺利恢复健康。

任务一

术后患者的转移安置护理

任务目标

1.学习目标

（1）理解手术后患者的转移安置护理的重要性和作用，掌握转移安置的标准和要求。

（2）掌握手术后患者的转移安置的步骤和流程，能够正确转移和安置患者。

（3）掌握转移安置的注意事项，包括患者的体位和舒适度、患者的安全和隐私等方面的关注和护理。

2.能力目标

（1）具备观察力和判断能力，能够根据患者的病情和手术后的需要，选择合适的转移方式和安置位置，并提供必要的护理和支持。

（2）具备操作和协调能力，能够与其他护理人员和医疗团队紧密配合，按照指定的要求和流程进行患者的转移和安置。

（3）具备沟通和安慰能力，能够与患者和家属进行有效的沟通和交流，提供情感支持和安抚患者情绪。

3.思政目标

（1）培养责任心和安全意识，认识到患者的转移安置对患者的康复和舒适的重要性，能够严格按照标准操作，确保患者的安全和隐私。

（2）培养团队合作意识，能够与其他护理人员和医疗团队紧密配合，协调患者的转移安置工作。

（3）培养服务意识和人文关怀，能够在对患者的转移安置过程中关注患者的舒适度与安全，并提供必要的情感支持和帮助，积极解答患者和家属的问题和疑虑。

任务导入

小丽是一名手术室的护士，今天接到了一位手术后患者的转移安置任务。该患者刚刚完成一台骨科手术，需要被转移到恢复室做进一步的观察和护理。转移安置对患者的康复非常重要，因此小丽必须准确掌握转移安置的标准和要求，并且能够在转移过程中提供有效的护理和支持，确保患者的安全和舒适。

问题1：手术后患者的转移安置为什么重要，它对患者的康复有什么影响？

问题2：在进行手术后患者的转移安置时，护士需要注意哪些要点，如何保证患者的安全和舒适？

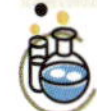

任务要求

理解手术后不同体位安置的意义，学会术后体位安置的基本操作要领，能熟练完成术后患者的基本评估、过床、术后体位安置的整个过程。

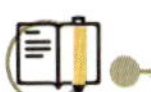

任务准备

标准化外科病房；模拟患者；平车；多功能外科病床。

操作规范

1.体位安置前评估

病房护士先与手术室护士进行交接，了解手术方式和麻醉类型、手术过程、术中出入量、留置引流管情况。

2.患者的转移

将患者由平车转移至病床，具体步骤如下。

（1）将平车移至病床右侧，固定车体防止移动，收起护栏。

（2）将输液瓶挂于输液架上，去除患者身体被盖，整理引流管，防止缠绕、压迫。

（3）利用"四人平移法"转移患者至病床。

第一位：站于患者头侧，双手置于患者头颈后，保护好患者头颈部，防止扭曲；

第二位：站于平车右侧，左手置于患者右肩下，右手提起患者腰间布单一端；

第三位：站于病床左侧，右手置于患者左肩下，左手提起患者腰间布单另一端；

第四位：站于病床尾侧，双手置于患者脚踝处，托起患者下肢。

3.安置体位

（1）蛛网膜下腔麻醉，去枕平卧6~8h（见图3-1-1）；

（2）腹部手术，生命体征平稳后，取半坐卧位（见图3-1-2）；

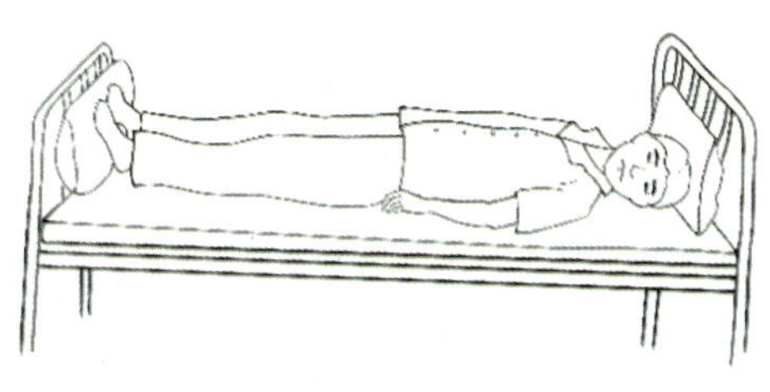

图3-1-1　去枕平卧位

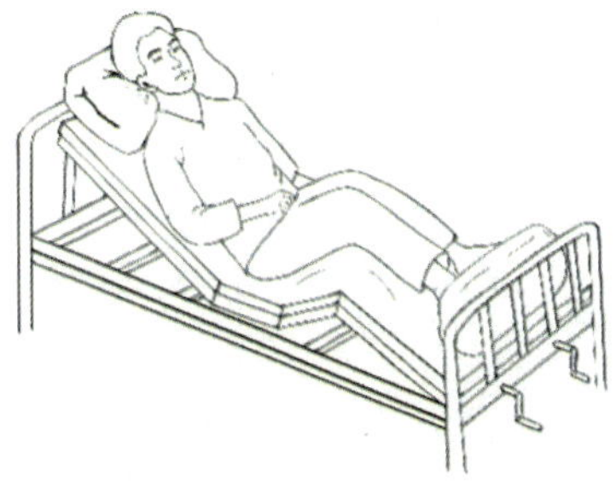

图3-1-2　半坐卧位

（3）休克患者，取中凹卧位（见图3-1-3）；

（4）脊柱手术，生命体征平稳后，取俯卧位（见图 3-1-4）。

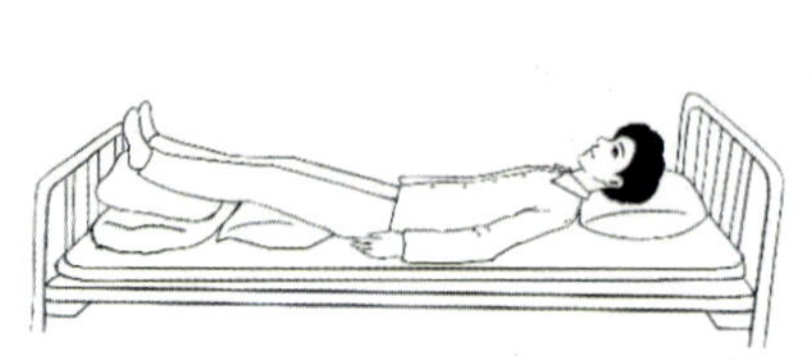

图 3-1-3 中凹卧位

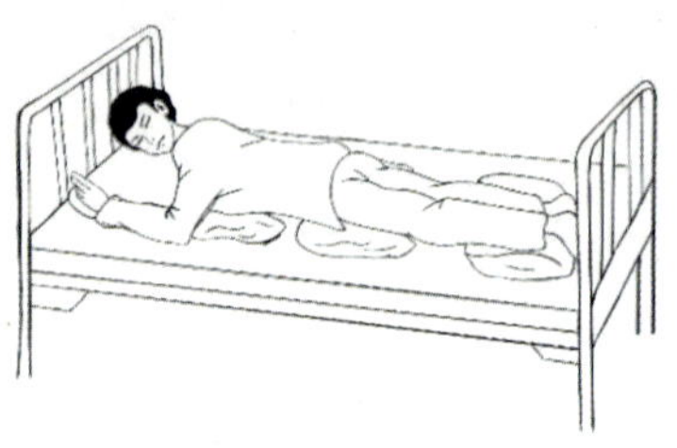

图 3-1-4 俯卧位

4. 体位安置后观察

（1）生命体征：手术 24~48 h 内，须使用床旁心电监护。监测脉搏、血压、血氧饱和度。

（2）定时检查受压部位皮肤，必要时定时翻身。

（3）定时检查引流管固定情况，注意有无拖拽拉扯、脱落压迫等情况。

（4）检查伤口情况，注意安置体位后有无渗血及异常渗液。

5. 注意事项

转移开始前认真检查各种管道是否安置到位，有无缠绕、压迫。4 人平移须同时托起肢体，用力均匀，保持肢体位于同一轴线，无扭曲，动作轻柔，遇到体重较大的患者可增加人员。

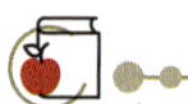

考核标准

术后患者的转移安置护理操作评分标准

班级：　　姓名：　　学号：　　得分：

项目	操作要点	分值	得分
体位安置前评估（10 分）	评估要点：手术方式和麻醉类型、手术过程、术中出入量、留置引流管。 基本要求：口述简明扼要，初步评估时间要求在 5 min 以内完成，评估内容完整，记录清楚准确	10	
患者的转移（40 分）	将平车移至病床右侧，固定车体防止移动，收起护栏	5	
	输液瓶挂于输液架上，去除患者身体被盖，整理引流管，防止缠绕、压迫	10	
	四人站位： 第一位：站于患者头侧，双手置于患者头颈后，保护好患者头颈部，防止扭曲 第二位：站于平车右侧，左手置于患者右肩下，右手提起患者腰间布单一端 第三位：站于病床左侧，右手置于患者左肩下，左手提起患者腰间布单另一端 第四位：站于病床尾侧，双手置于患者脚踝处，托起患者下肢	20	

续表

项目	操作要点	分值	得分
患者的转移（40分）	检查各种管道是否安置到位，有无缠绕、压迫。同时托起肢体，用力均匀，保持肢体位于同一轴线，无扭曲，动作轻柔	5	
麻醉后体位（20分）	麻醉方式与所安置体位关系正确	5	
	1.全麻：平卧位，头偏向一侧； 2.蛛网膜下腔麻醉，去枕平卧6~8h； 3.硬脊膜外麻醉，平卧6h	15	
手术后体位（20分）	手术部位与所安置体位关系正确	5	
	1.休克患者，中凹卧位； 2.腹部手术，半坐卧位； 3.脊柱手术，俯卧位	15	
评估（10分）	体位安置后评估项目：生命体征、受压部位、引流管、手术切口等	10	

任务检测

1.蛛网膜下腔麻醉者，去枕平卧（　　）h。

A.4~6　　B.6~8

C.2~4　　D.1~2

2.休克患者可采取的卧位是（　　）。

A.半坐卧位　　B.头高斜坡卧位

C.中凹卧位　　D.头低双下肢抬高卧位

3.患者，男，33岁，脊柱手术，生命体征平稳后，取（　　）。

A.中凹卧位　　B.侧卧位

C.俯卧位　　D.半坐卧位

E.平卧位

4.四人平移法搬运患者的错误操作方法是（　　）。

A.在患者腰臀下铺中单

B.平车与病床平行紧靠

C.护士甲托住患者头、肩部，护士乙站在床尾托住患者双下肢

D.护士丙、丁分别站在病床及平车两侧

E.平车头端与床尾成锐角

5.四人平移法转移患者至病床，描述正确的是（　　）。

A.第一位：站于患者头侧，双手置于患者头颈后，保护好患者头颈部，防止扭曲

B.第二位：站于平车右侧，左手置于患者右肩下，右手提起患者腰间布单一端

C.第三位：站于病床左侧，右手置于患者左肩下，左手提起患者腰间布单另一端

D.第四位：站于病床尾侧，双手置于患者脚踝处，托起患者下肢

E.以上都对

参考答案

任务二

术后患者的观察与监测

任务目标

1.学习目标

（1）理解手术后患者观察与监测的重要性，掌握观察与监测的内容和方法。

（2）掌握手术后患者观察与监测的步骤和流程。

（3）掌握观察与监测的注意事项，包括患者的体征和症状、手术部位的情况、疼痛评估等方面的关注和护理。

2.能力目标

（1）具备观察力和判断能力，能够准确观察和监测患者的生命体征和症状，及时发现异常情况并采取必要的措施。

（2）具备操作和协调能力，能够与其他护理人员和医疗团队紧密配合，按照指定的要求和流程进行对患者的观察和监测。

（3）具备沟通和交流能力，能够与患者和家属进行有效的沟通和交流，解答问题，提供情感支持和安抚患者情绪。

3.思政目标

（1）培养责任心和安全意识，认识到观察与监测对于患者的康复和安全的重要性，能够严格按照标准操作，确保患者的安全和隐私。

（2）培养团队合作意识，能够与其他护理人员和医疗团队紧密配合，协调观察与监测工作，共同确保患者的安全和康复。

（3）培养服务意识和人文关怀，能够在观察与监测过程中关注患者的舒适度与安全，并提供必要的情感支持和帮助，积极解答患者和家属的问题和疑虑。

任务导入

某医院的手术室护士接到了对一位手术后患者进行观察与监测的任务。该患者是一位50岁的女性，刚刚完成腰椎间盘突出矫正手术，需要密切观察和监测其生命体征和症状，以确保手术后的恢复顺利。护士必须准确掌握观察与监测的内容和方法，并且能够准确判断患者的情况并采取适当的护理措施。

问题1：观察与监测对于手术后患者的康复和安全有何重要性，它在什么方面起到关键作用？

问题 2：在对手术后患者进行观察与监测时，护士需要关注哪些方面的内容，有哪些注意事项和步骤要求？

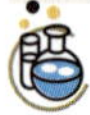

任务要求

理解术后患者观察与监测的意义，掌握术后基本生命体征观察与监测的操作要领，能熟练完成术后体温、血压、脉搏、呼吸等生命体征的观察与监测。了解术后心电监测技术（见本任务最后“附：心电监测技术”）。

任务准备

标准化模拟病房；病床；治疗盘；体温计；水银血压计；听诊器；棉花；纱布；消毒液；表；记录本；笔。

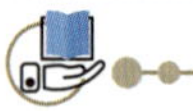

操作规范

1.体温测量

（1）评估患者：年龄、性别、配合程度、治疗及心理状态。

（2）患者准备：体位舒适，情绪稳定；休息 15~30 min后测量。

（3）测量步骤（腋温）。

①携用物至病床旁，核对。

②体温计水银端置放腋窝处（见图 3-2-1）。

③体温计紧贴皮肤，屈臂过胸，夹紧。

④测量时间为 5~10 min。

⑤记录体温值，绘制体温曲线表。

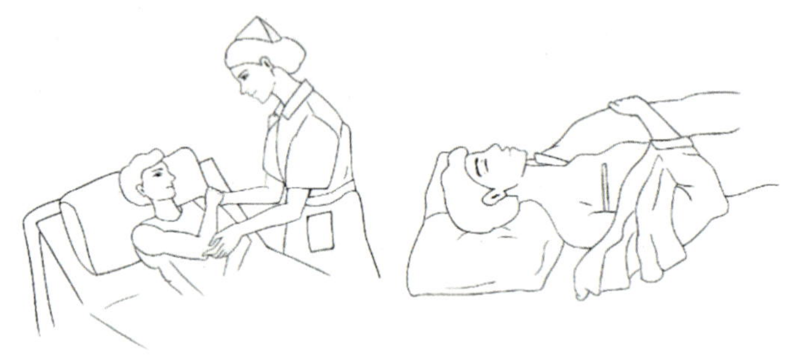

图 3-2-1　腋窝温度的测量

2.脉搏测量

（1）评估患者：年龄、性别、配合程度、治疗及心理状态。

（2）患者准备：体位合适，情绪稳定；休息 15~30 min后测量。

（3）测量步骤。

①携用物至病床旁，核对。

②患者取卧位或坐位，手腕伸直，手臂放置舒适位置。

③测量者以食指、中指、无名指的指端按压在患者桡动脉处，按压力量适中，能清楚测得脉搏搏动为宜（见图 3-2-2）。

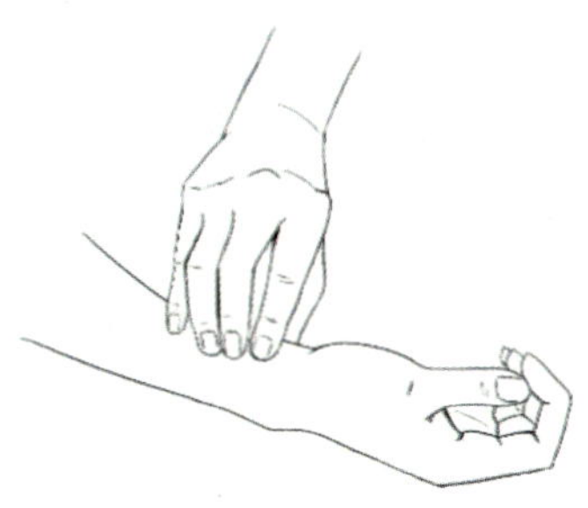

图 3-2-2　脉搏测量

④测量脉搏 30 s，将测得的脉率乘以 2。

⑤记录数值。

3. 呼吸测量

（1）评估患者：年龄、性别、配合程度、治疗及心理状态。

（2）患者准备：体位舒适，情绪稳定；休息 15~30 min 后测量。

（3）测量步骤。

①携用物至病床旁，核对。

②患者取合适体位。

③测量者将手放在患者的诊脉部位似诊脉状，眼睛观察患者胸部或腹部起伏（见图 3-2-3）。危重患者呼吸微弱，难以观察监测呼吸情况，可取少许棉花置于患者鼻孔前，以帮助判断患者呼吸情况（见图 3-2-4）。

④注意观察呼吸频率、深度、节律、音响、形态及有无呼吸困难。

⑤测量 30 s，将测得的脉率乘以 2。

⑥记录呼吸情况。

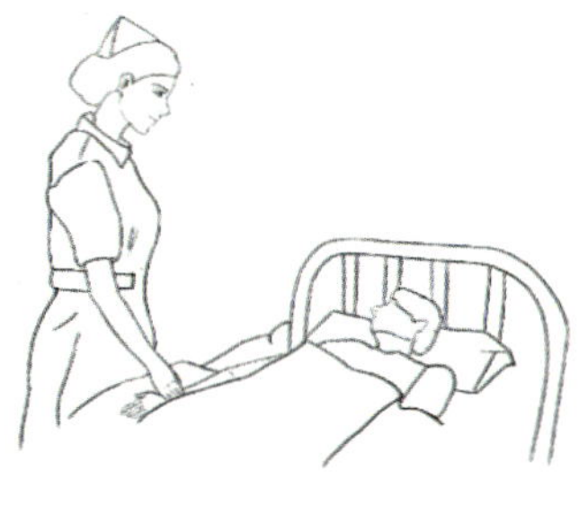

图 3-2-3　呼吸测量

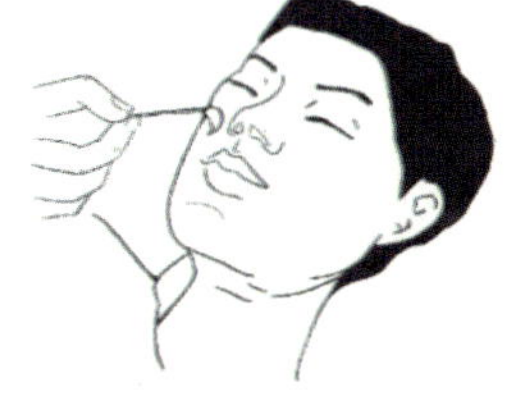

图 3-2-4　危重患者呼吸测量

4. 血压测量

（1）评估患者：年龄、性别、配合程度、治疗及心理状态。

（2）患者准备：体位舒适，情绪稳定；休息 15~30 min 后测量。

（3）测量步骤（肱动脉）。

①携用物至病床旁，核对。

②患者手臂与心脏置于同一水平。坐位：平第四肋；卧位：平腋中线。患者手臂：卷袖，露臂，手掌向上，肘部伸直。

③打开血压计，开启水银槽开关。缠袖带：驱尽空气，置于上臂中部，下缘距肘窝 2~3 cm（见图 3-2-5），松紧以能插入一指为宜。注气：听诊器位于肱动脉搏动明显处，一手固定，一手关气门，加压握球，注气至肱动脉搏动消失再升高 20~30 mmHg。放气：缓慢放气，注意水银刻度和动脉搏动声音变化。判断：第一声搏动与水银柱所指刻度即为收缩压；搏动音突然变弱或消失，水银柱所指刻度为舒张压。

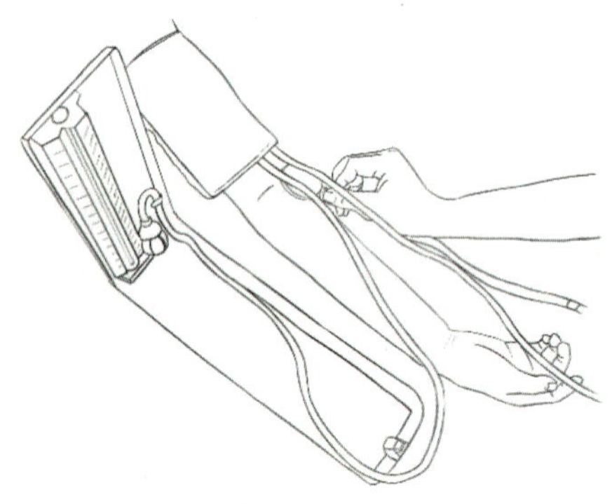

图 3-2-5 听诊器的放置位置

④洗手，记录血压值。

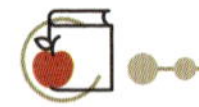

考核标准

术后患者的观察与监测操作评分标准

班级： 姓名： 学号： 得分：

项目	操作要点	分值	得分
测量前准备（20 分）	衣帽整洁，修剪指甲，洗手，戴口罩	10	
	评估患者：年龄、性别、配合程度、治疗及心理状态	5	
	患者准备：体位舒适，情绪稳定；休息 15~30 min 后测量	5	
体温测量（腋温）（15 分）	1.携用物至病床旁，核对。 2.体温计水银端置放腋窝处。 3.体温计紧贴皮肤，屈臂过胸，夹紧。 4.测量时间为 5~10 min。 5.记录体温值，绘制体温曲线表	10	
	根据测量值进行判断	5	

续表

项目	操作要点	分值	得分
脉搏测量 （15 分）	1.携用物至病床旁，核对。 2.患者取卧位或坐位，手腕伸直，手臂放置舒适位置。 3.测量者以食指、中指、无名指的指端按压在患者桡动脉处，按压力量适中，能清楚测得脉搏搏动为宜。 4.测量脉搏 30 s，将测得的脉率乘以 2。 5.记录数值	10	
	根据测量值进行判断	5	
呼吸测量 （15 分）	1.携用物至病床旁，核对。 2.患者取合适体位。 3.测量者将手放在患者的诊脉部位似诊脉状，眼睛观察患者胸部或腹部起伏。危重患者呼吸微弱，难以观察监测呼吸情况，可取少许棉花置于患者鼻孔前，以帮助判断患者呼吸情况。 4.注意观察呼吸频率、深度、节律、音响、形态及有无呼吸困难。 5.测量 30 s，将测得的呼吸频率乘以 2。 6.记录呼吸情况	10	
	根据测量值进行判断	5	
血压测量 （25 分）	测量：打开血压计，开启水银槽开关。 缠袖带：驱尽空气，置于上臂中部，下缘距肘窝 2~3 cm，松紧以能插入一指为宜。 注气：听诊器位于肱动脉搏动明显处，一手固定，一手关气门，加压握球，注气至肱动脉搏动消失再升高 20~30 mmHg。 放气：缓慢放气，注意水银刻度和动脉搏动声音变化。 判断：第一声搏动与水银柱所指刻度即为收缩压；搏动音突然变弱或消失，水银柱所指刻度为舒张压	20	
	根据测量值进行判断	5	
综合表现 （10 分）	测量步骤正确，操作规范，动作熟练、判断正确	10	

注：心电监测技术见附录。

任务检测

1.一般手术后的患者，体温、脉搏、呼吸应每（　　）h测一次。

A.4　　B.2　　C.6　　D.1

2.某患者，男性，25 岁，今日要测量脉搏，但因剧烈活动，现在不宜测量，该患者应休息（　　）min再测量。

A.10~15　　B.20~30

C.15～30　　D.15～25

3.正常测量脉搏的部位是（　　）。

A.位于前臂下段侧面内侧的桡动脉

B.位于前臂下段侧面内侧的尺动脉

C.位于前臂下段侧面外侧的桡动脉

D.以上都不是

4.体温测量的时间是（　　）min。

A.10～15　　B.5～10

C.2～3　　D.10～20

5.患者女，20岁。蹲在地上找东西，突然站起后感到眼前发黑，护士为患者测血压时，血压计袖带下缘距肘窝的距离应为（　　）。

A.1～1.5 cm　　B.2～3 cm

C.1～1.5 mm　　D.2～3 mm

E.4～5 cm

6.使血压测量值相对准确的措施不包括（　　）。

A.被测者坐位时，听诊器位于肱动脉平第4肋软骨

B.缠袖带松紧以放入一指为宜

C.重测血压必须使汞柱降至“0”

D.偏瘫患者在健侧肢体测量

E.须密切观察血压的患者，应固定被测者

参考答案

任务三

术后饮食护理

任务目标

1.学习目标

（1）了解术后饮食护理的重要性和作用。

（2）掌握术后饮食的注意事项和限制。

（3）理解术后饮食对患者康复的影响和作用。

2.能力目标

（1）能够根据手术类型和患者情况制订适当的术后饮食方案。

（2）能够监测患者的饮食摄入和消化情况。

（3）能够解释术后饮食的作用和限制，并提供相关的营养教育。

3.思政目标

（1）培养对患者的关怀和责任心，保障患者的康复和安全。

（2）培养团队合作和沟通的能力，与其他医护人员有效配合，共同为患者提供优质护理服务。

（3）培养医德医风，遵循医学伦理，保护患者的隐私和尊严。

任务导入

在某医院的病房，护士小玲接到了一位术后患者的饮食护理任务。这位患者是一位40岁的男性，刚刚完成胆囊切除手术。根据医嘱，护士需要负责制订并执行该患者的术后饮食方案，以确保他的饮食安全和康复。

术后饮食护理对于患者的康复非常重要，因此小玲根据医疗团队的建议和患者的状况，制订了适合他的饮食方案。同时小玲密切观察患者的饮食摄入和消化情况，及时调整饮食方案。

问题1：为什么术后饮食护理对患者康复很重要，它有哪些作用？

问题2：在制订术后饮食方案时，护士需要考虑哪些因素，如何根据患者的状况制定适合他的饮食方案？

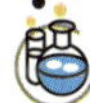

任务要求

理解不同术后患者饮食护理的意义，学会不同麻醉或不同部位手术后饮食护理方法的选择，能熟练完成鼻饲法的操作流程。

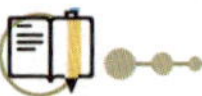

任务准备

标准化模拟病房；模拟患者；病床；无菌鼻饲包；记录本；笔。

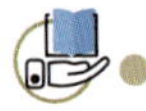

操作规范

1.患者评估

根据患者麻醉或手术部位选择进食的时间和种类。

（1）非腹部手术：局部麻醉，术后即可进食；椎管内麻醉，3~6 h后无不适即可进食；全身麻醉，清醒后无不适即可进食。

（2）腹部手术：消化道手术后禁食24~48 h。肠蠕动恢复、肛门排气后开始进食流质，5~6 d后进食半流质，7~9 d后软食，10~12 d后开始普食。进食原则：流质—半流质—软食—普食，少量多餐。

2.基本饮食

（1）普通饮食：适用于消化功能正常及病情较轻患者，一般食物均可。

（2）软质饮食：适用于消化吸收功能差、咀嚼不便、消化道术后恢复期的患者，包括软饭、面条、切碎的菜及肉等。

（3）半流质饮食：适用于口腔及消化道疾病、中等发热、体弱、手术后患者，包括菜泥、肉末、面汤等。

（4）流质饮食：适用于口腔疾患、各种大手术术后、高热、全身衰竭的患者，包括乳类、豆浆、米汤、果汁等。

3.治疗饮食

（1）高热量饮食：适用热能消耗过快患者，如甲亢、结核、烧伤等患者，牛奶、豆浆、鸡蛋、巧克力均可。

（2）高蛋白饮食：适用于高代谢疾病，如烧伤、结核、恶性肿瘤、贫血、甲亢等患者。基本饮食上增加优质蛋白食物。

（3）低蛋白饮食：适用于限制蛋白摄入者，如急性肾炎、尿毒症、肝昏迷等患者。应多补充蔬菜和含糖食物，成人饮食中蛋白质不超过40 g/d。

（4）低盐饮食：适用于心脏病、急慢性肾炎、肝硬化的患者。每日盐量＜2 g，禁食腌制食品。

4.特殊饮食（鼻饲法）

特殊饮食（鼻饲法）适用于昏迷、张口困难、口腔手术后患者。

（1）评估患者并解释：鼻孔是否通畅，解释操作目的，缓解紧张情绪。

（2）准备：人员准备、用物准备（无菌鼻饲包）、环境准备。

（3）步骤。

①携用物至病床旁，核对。

②能配合者取半坐卧位或卧位；昏迷者取去枕平卧，头后仰。

③治疗巾放置于患者颌下，弯盘放置易取处。

④观察患者鼻腔是否通畅，以棉签清洁鼻孔。

⑤标记胃管长度，液状石蜡油润滑胃管前端。

⑥插入胃管，具体操作如下。

a. 左手持纱布托住胃管，右手持镊子夹住胃管前端，沿鼻孔轻轻插入。

b. 插入胃管至咽喉部时，根据患者情况进行插入：对于清醒患者嘱其做吞咽动作，顺势插入至预定长度；对于昏迷患者，左手将其头托起，使下颌靠近胸骨柄，缓慢插入至预定长度。

c. 确认胃管位置是否在胃内，并且固定胃管。

⑦先连接注射器，回抽有胃液，再注少量温开水；随后注入鼻饲液药液；注毕，温开水冲洗。

⑧拔管。用纱布包裹鼻孔处胃管，嘱患者深呼吸，呼气时拔管。

⑨未拔管者处理胃管末端，整理用物、记录。

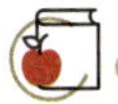

考核标准

术后饮食护理操作评分标准

班级：　　　姓名：　　　学号：　　　得分：

项目	操作要点	分值	得分
个人准备（10分）	衣帽整洁，修剪指甲，洗手，戴口罩	10	
患者评估及饮食选择（30分）	根据患者的手术部位合理选择饮食	10	
	根据患者的麻醉方式合理选择饮食	10	
	根据患者的疾病合理选择饮食	10	
特殊饮食护理（鼻饲法）（50分）	评估患者：年龄、性别、配合程度	5	
	操作前准备：人员准备、用物准备（无菌鼻饲包）、环境准备	5	
	插入胃管前准备： ①携用物至病床旁，核对。 ②能配合者取半坐卧位或卧位，昏迷者取去枕平卧，头后仰。 ③将治疗巾放置患者颌下，弯盘放置易取处。 ④观察患者鼻腔是否通畅，以棉签清洁鼻孔。 ⑤标记胃管长度，液状石蜡油润滑胃管前端	10	

续表

项目	操作要点	分值	得分
特殊饮食护理（鼻饲法）（50分）	插入胃管步骤： ①左手持纱布托住胃管，右手持镊子夹住胃管前端，沿鼻孔轻轻插入。 ②插入胃管至咽喉部时，根据患者情况进行插入：对于清醒患者嘱其做吞咽动作，顺势插入至预定长度；对于昏迷患者左手将其头托起，使下颌靠近胸骨柄，缓慢插入预定长度。 ③确认胃管位置是否在胃内，固定胃管	20	
	插入胃管后处理： ①灌注食物：先连接注射器，回抽有胃液，再注少量温开水；随后注入鼻饲液药液：注毕，温开水冲洗。 ②拔管：用纱布包裹鼻孔处胃管，嘱患者深呼吸，呼气时拔管。 ③未拔管者处理胃管末端，整理用物、记录。	10	
综合表现（10分）	测量步骤正确，操作规范，动作熟练，判断准确	10	

任务检测

1.低盐饮食指每日食盐量不超过（　　）。

A.2 g　　B.4 g

C.6 g　　D.8 g

E.10 g

2.某患者，男性，50岁，患冠心病5年，护士应指导患者摄入（　　）。

A.低盐饮食　　B.少渣饮食

C.低蛋白饮食　　D.高蛋白饮食

E.低胆固醇饮食

3.某患者，女性，20岁，重症肝炎，护士应指导患者摄入（　　）。

A.无盐饮食　　B.少渣饮食

C.低脂肪饮食　　D.高蛋白饮食

E.高膳食纤维饮食

4.插胃管时，患者出现呛咳、发绀，护士应（　　）。

A.立即拔出胃管　　B.嘱患者深呼吸

C.指导患者做吞咽动作　　D.稍停片刻重新插入

E.继续插入

5.某患者，男性，30岁，因脑外伤后昏迷入院，护士准备通过鼻饲为其提供营养。护士插胃管时，当插至14～16 cm时托起患者头部靠近胸骨柄，这样做的目的是（　　）。

A.避免恶心、呕吐　　B.减少患者痛苦

C.以免损伤食管黏膜　　D.增大咽喉部通道的弧度

E.使咽部肌肉放松

参考答案

任务四

乳腺癌术后护理

任务目标

1.学习目标

(1)了解乳腺癌手术后的常见并发症及预防措施。

(2)掌握乳腺癌手术后伤口护理及换药技能。

(3)掌握乳腺癌患者的心理护理知识。

(4)了解乳腺癌康复方案及营养指导。

2.能力目标

(1)能够进行术后伤口及引流管的观察和疾病评估,及时发现异常情况并调整护理方案。

(2)能够进行伤口清洁、更换敷料、引流管维护等基本护理技能。

(3)能够了解并使用疼痛评估工具,为患者提供适当的疼痛缓解措施。

(4)能够进行乳房假体使用及术后康复体操的指导和评估。

(5)能够进行乳腺癌患者心理干预,缓解患者的心理压力,提高其生活质量。

3.思政目标

(1)培养对患者的关怀意识和责任心,保障患者的康复和安全。

(2)培养团队合作和沟通的能力,与其他医护人员有效配合,共同为患者提供优质护理服务。

(3)培养医德医风,遵循医学伦理,保护患者的隐私和尊严。

(4)培养乳腺癌患者自我管理能力,帮助其更好地适应病情和康复。

任务导入

在某医院的甲乳外科病房中,护士小玲接到了对一位乳腺癌患者手术后的护理任务。这位患者是一位45岁的女性,刚刚完成乳腺癌根治性手术,处于康复阶段,需要护理人员进行术后护理和指导。

乳腺癌手术后的护理非常重要,可以帮助患者更好地康复。因此小玲需要为该患者制订术后护理计划,并提供必要的护理措施和教育。

问题1:在乳腺癌手术后的护理中,患者最常遇到的困难和不适是什么,如何有效缓解和处理？

问题 2：乳腺癌手术后，患者需要注意哪些自我护理措施以促进伤口愈合和康复，护理人员如何帮助患者进行自我护理？

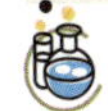

任务要求

掌握乳腺癌患者术后引流的观察护理，学会观察术后上肢远端血运情况。学会指导患者进行患侧上肢康复训练。

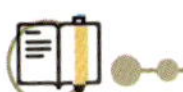

任务准备

标准化模拟病房；模型人；负压引流瓶；引流管；弹力绷带；弹力袖等。

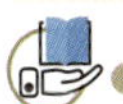

操作规范

1.个人准备

（1）按“七步洗手法”清洁双手，戴口罩，准备用品。

（2）治疗单与医嘱核对，核对床头卡、腕带。

（3）告知患者护理的目的。

2.病情观察

（1）核对治疗单，患者生命体征正常平稳。调整病床，使患者取半卧位，如图 3－4－1 所示。

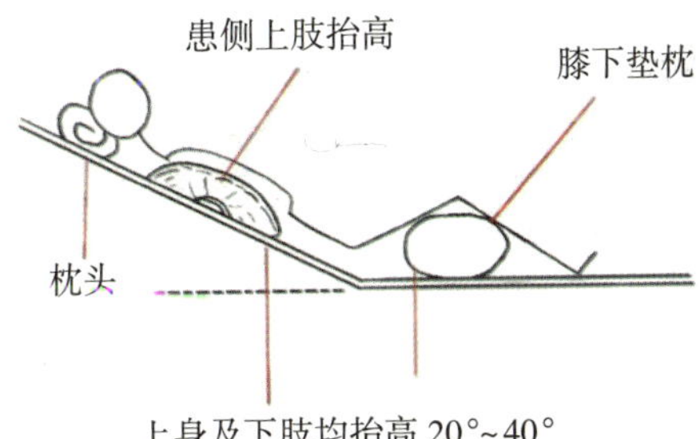

图 3－4－1　半卧位

（2）检查伤口敷料，观察有无渗血、渗液情况并予以记录。

（3）对乳癌扩大手术根治者，应密切观察有无胸闷、气促等异常情况发生。如果患者出现此类情况，应立即报告医生。

3.检查引流及患肢情况

（1）在弹力绷带边缘伸进一指，检查加压包扎的松紧程度；告知患者不可自行松解绷带，如发现绷带松脱应立即通知医生。

（2）检查患者患侧上肢远端血液循环情况。观察有无手指发麻、皮肤发绀、皮温下降、动脉搏动下降或不能扪及。患者取半卧位时，将患侧上肢屈肘 90°放于胸腹部。

（3）检查负压吸引瓶，观察负压是否正常。

（4）检查引流管是否通畅，是否妥善固定。

（5）记录引流物的量及颜色。

4.患肢肿胀护理

（1）按摩患侧上肢，活动手指，协助患者做握拳、屈腕、屈肘动作，以促进淋巴回流。

（2）肿胀明显者戴弹力袖，叮嘱患者患肢做屈腕、屈肘等锻炼，每日 4 次、每次 10 下。

5.安置平卧体位与整理

（1）放平病床。

（2）整理患者衣物。

（3）患者取平卧位时，在患侧上肢下方垫枕，使之抬高 10°~15°。

（4）盖好被子。

（5）整理用品，离开病房。

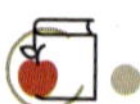

考核标准

乳腺癌术后护理操作评分标准

班级：　　姓名：　　学号：　　得分：

项目	操作要点	分值	得分
个人准备（5 分）	洗手，要求步骤正确； 用品准备齐全； 戴口罩、帽子	5	
病情观察（15 分）	携带记录单，核对床头卡、腕带	5	
	检查患者生命体征并记录，调整患者取半卧位	5	
	检查伤口敷料	2	
	观察渗血、渗液情况并记录	3	
检查引流及患肢情况（30 分）	弹力绷带检查（边缘伸进一指），检查加压包扎的松紧程度； 告知患者不可自行松解绷带，发现绷带松脱应立即通知医生	10	
	患侧上肢远端血液循环情况检查； 患者取半卧位时，患侧上肢屈肘 90°放于胸腹部	10	
	检查负压吸引瓶，注意负压是否正常	5	
	检查引流管，注意是否通畅和妥善固定	5	
患肢肿胀护理（20 分）	按摩患侧上肢，活动手指	8	
	协助患者做握拳、屈腕、屈肘动作	7	
	肿胀明显者戴弹力袖、叮嘱患者患肢做屈腕、屈肘等锻炼，每日 4 次、每次 10 下	5	

续表

项目	操作要点	分值	得分
安置平卧体位整理（20 分）	放平病床	3	
	整理患者衣物	2	
	患者取平卧位时，在患侧上肢下方垫枕，使之抬高 10°~15°	10	
	盖好被子	2	
	整理用品，离开病房	3	
综合表现（10 分）	物品准备充分齐全	5	
	操作规范，动作熟练	4	
	态度温和自然	1	

注：乳腺癌术后功能锻炼操作步骤见附录。

任务检测

1.乳腺癌术后患者麻醉恢复、生命体征平稳后，应采取的体位是（　　）。

A.平卧位　　B.半坐卧位

C.患侧卧位　　D.健侧卧位

2.乳腺癌术后绷带加压包扎应（　　）。

A.绷带边缘可容纳一手指，血运正常，不影响呼吸

B.加压包扎一般维持 24 h

C.加压的目的是止血

D.如果患者感觉过紧可自行松开

E.患者患侧上肢运动时应松解加压包扎

3.有关乳腺癌术后引流的护理，正确的是（　　）。

A.术后保持负压吸引 12h 即可

B.术后无须保持负压吸引

C.术后 4~5 日连续 3 日引流液量少于 10~15mL，颜色淡黄，可考虑拔管

D.负压消失时可考虑拔管

E.引流管应尽量长，便于患者活动

4.为防止乳腺癌术后患侧上肢水肿，患侧上肢不可（　　）。

A.进行抽血、静脉注射等常规治疗

B.热敷或适当按摩

C.握拳及屈伸肘运动

D.半卧位时屈肘 90°置于胸腹部

E.平卧时患肢垫枕抬高 10°~15°

5.乳腺癌术后患侧上肢功能锻炼（　　）。

A.术后1个月开始肩关节活动

B.术后24h开始肩关节活动

C.术后24h开始屈肘、伸臂活动

D.术后2周开始自行洗脸、刷牙

E.术后1周开始做肩关节活动

参考答案

任务五 温水坐浴护理

任务目标

1.学习目标

（1）了解温水坐浴护理的定义、目的和适应证。

（2）了解温水坐浴护理的操作步骤、注意事项和常见并发症。

（3）了解温水坐浴对患者的生理和心理的影响。

（4）了解温水坐浴护理在促进患者康复方面的应用。

2.能力目标

（1）能够准确判断患者是否适合进行温水坐浴护理，并制订合适的护理计划。

（2）能够熟练操作温水坐浴护理所需的设备和器材。

（3）能够正确评估患者的温水坐浴效果，并根据病情进行调整。

（4）能够有效预防和处理温水坐浴过程中可能出现的并发症和意外情况。

（5）能够与患者和家属进行有效的沟通和教育，提供温水坐浴的指导和支持。

3.思政目标

（1）培养护士对患者的关怀和责任心，确保温水坐浴护理的安全和有效性。

（2）培养医德医风，遵循伦理规范，保护患者的隐私和尊严。

（3）培养护士的团队合作和沟通能力，与其他医护人员协作，共同为患者提供优质护理服务。

（4）培养护士的自我学习和更新能力，不断提升温水坐浴护理知识和技能，以更好地服务于患者和社会。

任务导入

小李是一名外科护士，今天他接到了一个肛周疾病的患者护理任务。该患者是一位50岁的男性，被诊断出患有痔疮。痔疮可能会让患者感到不适，因此小李通过温水坐浴的护理方法帮助患者缓解不适。

问题1：温水坐浴对痔疮患者有哪些作用和好处？

问题 2：进行温水坐浴护理时，痔疮患者需要注意哪些事项？

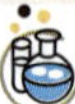

任务要求

掌握温水坐浴的步骤，熟悉坐浴液的配制，了解坐浴的适应证和禁忌证。

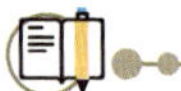

任务准备

标准化模拟病房；模型人；坐浴盆；坐浴架；高锰酸钾；无菌纱布 2 块。

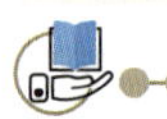

操作规范

1.个人准备

（1）按“七步洗手法”清洁双手，戴口罩。

（2）查对床号、姓名，核对治疗单与医嘱。

（3）向患者说明操作的目的和方法。

（4）嘱患者排空膀胱，温水清洗外阴和肛门周围。

2.用品准备

第一步：配制 1∶5 000 高锰酸钾浴液 4 000 mL，温度为 40～43℃。

第二步：携带坐浴盆、坐浴架、坐浴液、无菌纱布至患者床前。再次核对床号、姓名。

3.操作步骤

（1）核对坐浴液的名称和温度，将坐浴盆置于高 30 cm 的坐浴架上。

（2）拉上窗帘与隔帘。

（3）协助患者脱去衣物，暴露臀部，嘱其将臀尖浸入水中感觉温度，适合时将全臀和外阴浸泡于坐浴液中。坐浴液前液面应达耻骨联合上缘，后液面应达尾骨尖。坐浴时间为 15～20 min。

（4）坐浴结束后，用无菌纱布擦拭患者外阴及臀部，协助其穿好衣裤。

（5）拉开窗帘与隔帘。

4.处置用物与整理

（1）将坐浴液倒去，将坐浴盆、坐浴架清洗后放回原处。

（2）按“七步洗手法”洗手，记录坐浴液的类型、坐浴时间等。

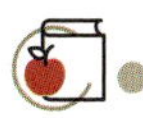

考核标准

温水坐浴护理操作评分标准

班级：　　　姓名：　　　学号：　　　得分：

项目	操作要点	分值	得分
个人准备（15分）	按“七步洗手法”清洁双手，戴口罩	5	
	查对床号、姓名，核对治疗单与医嘱	3	
	向患者说明操作的目的和方法	2	
	嘱患者排空膀胱，温水清洗外阴和肛门周围	5	
用物准备（20分）	配制坐浴液：1∶5 000高锰酸钾坐浴液4 000 mL，温度为40～43℃	10	
	携带坐浴盆、坐浴架、坐浴液、无菌纱布至患者床前	5	
	再次核对床号、姓名	5	
操作步骤（35分）	核对坐浴液的名称和温度，将坐浴盆放置于高30 cm的坐浴架上	5	
	拉上窗帘与隔帘	3	
	协助患者脱去衣物，暴露臀部，嘱其将臀尖浸入水中感觉温度，适合时将全臀和外阴浸泡于坐浴液中。注意观察坐浴液液面高度，前液面达耻骨联合上缘，后液面达尾骨尖为宜。坐浴时间为15～20 min	20	
	用无菌纱布擦拭患者外阴及臀部，协助其整理衣裤	5	
	拉开窗帘与隔帘	2	
处置用物及整理（20分）	将坐浴液倒去，归还物品	10	
	洗手，记录	10	
综合表现（10分）	物品准备充分齐全	4	
	操作规范，动作熟练	3	
	态度温和自然	3	

任务检测

1. 温水坐浴时，坐浴液的温度为（　　）。

A. 40～46℃　　B. 45～50℃

C. 28～32℃　　D. 36～38℃

E. 25～28℃

2.温水坐浴时，坐浴架的高度为（　　）。

A.50 cm　　B.60 cm

C.30 cm　　D.40 cm

E.70 cm

3.配制坐浴液的量为（　　）。

A.2 000 mL　　B.1 500 mL

C.3 000 mL　　D.4 000 mL

E.5 000 mL

4.坐浴时间为（　　）。

A.5～10 min　　B.10～15 min

C.15～20 min　　D.30～35 min

E.35～40 min

5.坐浴液液面高度为（　　）。

A.前液面在耻骨联合下

B.后液面在尾骨尖处

C.后液面在骶尾关节处

D.前液面在耻骨联合上 5cm

E.会阴没入即可

参考答案

任务六

术后切口换药技术

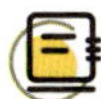

任务目标

1.学习目标

（1）了解术后切口换药技术的基本知识和操作规范。

（2）掌握创面处理和敷料更换的基本原则。

（3）掌握切口质量的评估和观察标准。

2.能力目标

（1）正确评估切口愈合情况，选择合适的敷料。

（2）正确处理切口，包括清创、止血、缝合、引流等。

（3）能够正确选择药品和敷料，预防和控制感染。

（4）能够熟练操作，保持操作环境清洁，避免交叉感染。

3.思政目标

（1）培养尊重生命、重视患者权益的思想意识。

（2）培养对医疗安全、卫生、环保等方面的责任意识。

（3）培养良好的职业道德和职业素养，承担起医疗护理专业的责任和使命。

任务导入

患者张先生，男性，52岁，因腹部肿瘤行手术切除，术后需要进行切口换药。护士在换药前要严格执行手卫生，戴口罩、手套，穿无菌衣，准备好所需的无菌器械和敷料。将患者安置在舒适的位置，告知患者相关注意事项。

问题1：在术后切口换药过程中，哪些步骤是需要严格执行无菌操作的？

问题2：术后切口换药可能会引起切口感染，应该如何预防和处理切口感染？

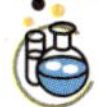

任务要求

掌握术后切口消毒和包扎技术，学会观察和判断切口愈合情况，熟悉术后切口换药正确程序。

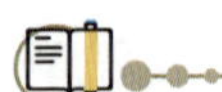

任务准备

标准化模拟病房；模型人；换药包；治疗车；消毒棉球；生理盐水；无菌敷料。

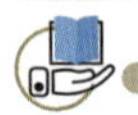

操作规范

1.个人准备

（1）服装整洁，戴好口罩。

（2）治疗单与医嘱核对，核对床头卡、腕带。

（3）告知患者换药的目的，消除患者的紧张情绪。

2.病情观察

（1）询问患者切口情况，有无异常疼痛等。

（2）协助患者解开衣物，暴露换药部位。

（3）检查切口敷料，观察敷料情况，是否干燥无渗血、渗出。

3.用品准备

（1）按“七步洗手法”清洁双手。

（2）准备用品：无菌换药包、消毒棉球、生理盐水棉球、一次性治疗巾等。

4.操作步骤

（1）携带用品至床旁，进一步核对患者的床号、姓名、换药部位。

（2）拉上窗帘和隔帘。

（3）查对换药包时间在有效期内，打开换药包。

（4）取一次性治疗巾铺于切口下。

（5）放弯盘于切口旁。

（6）揭去外层敷料，揭敷料方向与切口长轴一致，动作轻柔。外层敷料放入弯盘。

（7）用镊子揭去内层敷料。如果内层敷料与切口粘连紧密，应用生理盐水软化后，再揭去。将揭取的内层敷料和镊子一起放入弯盘。

（8）重新取两把无菌镊子。一把镊子从无菌盘中取消毒棉球传递给另一把镊子进行切口消毒（双手执镊法），消毒范围大于敷料范围。

（9）同法用这两把无菌镊子从无菌盘中取、传生理盐水棉球，由内向外清理切口。

（10）同法再次消毒皮肤。

（11）取无菌纱布覆盖切口，敷料应达到覆盖切口并大于切口周围3~5cm，厚度视渗出多少而定。渗出多时应加棉垫，用绷带包扎。

（12）用胶布妥善固定切口敷料。

（13）更换下的敷料、用过的棉球、一次性治疗巾等放入黄色医疗废物桶内。

5.安置患者

（1）协助患者整理衣物，取舒适卧位。

（2）整理床单位。

（3）再次核对床号、姓名。嘱患者注意事项，告知下次换药时间。

（4）拉开窗帘和隔帘。

6.处置用物与整理

（1）将换药车归还原处，用过的物品送消毒供应中心处理。

（2）按“七步洗手法”洗手，记录换药时间、患者切口情况。

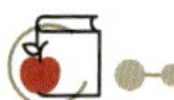

考核标准

术后切口换药技术操作评分标准

班级：　　　　姓名：　　　　学号：　　　　得分：

项目	操作要点	分值	得分
个人准备（5分）	服装整洁，戴好口罩	3	
	核对床头卡、腕带	1	
	告知患者换药的目的	1	
病情观察（5分）	询问患者切口情况	1	
	暴露换药部位	2	
	检查切口敷料，观察敷料情况	2	
用品准备（10分）	按“七步洗手法”清洁双手	2	
	准备用品：无菌换药包、消毒棉球、生理盐水棉球、一次性治疗巾等	5	
操作步骤（55分）	携带用品至床旁，核对患者的床号、姓名、换药部位	3	
	拉上窗帘和隔帘	2	
	查对换药包时间在有效期内，打开换药包	3	
	取一次性治疗巾铺于切口下	5	
	放弯盘于切口旁	2	
	揭去外层敷料并放入弯盘，注意揭敷料方向与切口长轴方向一致	5	
	揭去内层敷料，并将敷料和镊子一起放入弯盘，注意内层敷料与切口粘连紧密时，先用生理盐水进行软化处理	5	
	以“双手执镊法”取消毒棉球消毒切口，注意两把镊子分别使用，消毒范围大于敷料范围	10	

续表

项目	操作要点	分值	得分
操作步骤（55分）	同法取生理盐水棉球清洗切口。注意按由内向外的顺序	5	
	同法再次消毒皮肤	5	
	用无菌纱布覆盖切口。注意敷料应覆盖到切口并大于切口周围3~5cm，厚度视渗出多少而定。如果渗出多时应加棉垫，用绷带包扎	5	
	用胶布妥善固定切口敷料	3	
	更换下的敷料、用过的棉球、一次性治疗巾等放入黄色医疗废物桶内	2	
安置患者（7分）	协助患者整理衣物，取舒适卧位	1	
	整理床单位	2	
	再次核对床号、姓名。嘱患者注意事项，告知下次换药时间	3	
	拉开窗帘和隔帘	1	
处置用物及整理（8分）	归还换药车到原处。用过的物品送消毒供应中心	2	
	按“七步洗手法”洗手	4	
	记录换药时间、患者切口情况	2	
综合表现（10分）	物品准备充分齐全	2	
	操作规范，动作熟练。无菌意识强	6	
	态度温和自然	2	

任务检测

1.无菌手术切口的术后换药时间一般为（　　）。

A.术后当天　　B.术后第1天

C.术后第3天　　D.术后第7天

E.术后第9天

2.切口换药时，揭开敷料的方向应（　　）。

A.与伤口长轴一致　　B.与伤口长轴垂直

C.与伤口长轴斜方向揭开　　D.先揭开敷料中间，再揭开四周

E.任意方向

3.下列切口或伤口必须排在最先换药的是（　　）。

A.清洁伤口　　B.术中有可能污染的切口

C.感染伤口　　D.无菌切口

E.特异性感染伤口

4.术后切口换药时，(　　)。

A.无菌敷料应大于切口 10cm

B.无菌敷料应大于切口 1~2cm

C.渗出多时敷料应薄，以便伤口保持干燥

D.渗出多时应加棉垫

E.绷带包扎时应从近心端向远心端进行

5.切口换药时的两把镊子使用方式正确的是(　　)。

A.两把镊子的用途不固定

B.两把镊子均可接触无菌盘内

C.仅接触伤口的镊子可接触无菌盘内

D.两把镊子均可接触伤口

E.两把镊子不可互相接触

参考答案

任务七

骨牵引术护理

任务目标

1.学习目标

（1）理解骨牵引的概念及相关知识。

（2）掌握各种骨牵引器材的使用方法。

（3）掌握骨折的护理原则。

2.能力目标

（1）掌握骨牵引的操作方法：熟练掌握骨牵引的操作流程、操作步骤和操作技巧；能够根据患者骨折部位和情况选择合适的骨牵引器材。

（2）实施骨牵引术后护理：能够提供规范的骨牵引术后护理，包括定期检查骨牵引器材的牵引力度、皮肤情况和感染状况，及时处理并发症，监测患者的营养状态、水电解质平衡等。

3.思政目标

（1）强化安全意识：通过骨牵引术的护理实践，加强安全意识，提高责任心，承担起维护患者安全的责任。

（2）塑造良好的护理形象：以专业、负责、温馨的服务态度，建立良好的医护关系，提高护士职业素质和形象，树立护理职业崇高形象。

任务导入

患者李明，男，18岁，由于发生了骨折需要进行骨牵引术。手术顺利进行后，李明的骨牵引器材被安装好了。现在，护士需要进行术后的护理工作。

问题1：骨牵引术后护理工作中，护士应该注意哪些方面的内容？

问题2：在提供骨牵引术后护理时，护士应该如何进行定期检查和处理并发症？

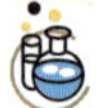

任务要求

熟悉骨牵引术的护理步骤，学会骨牵引术并发症的观察与护理，了解骨牵引的体位。

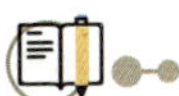

任务准备

标准化模拟病房；模拟患者；牵引床（见图3-7-1）；换药包；消毒剂；无菌棉签；重锤；扳手等。

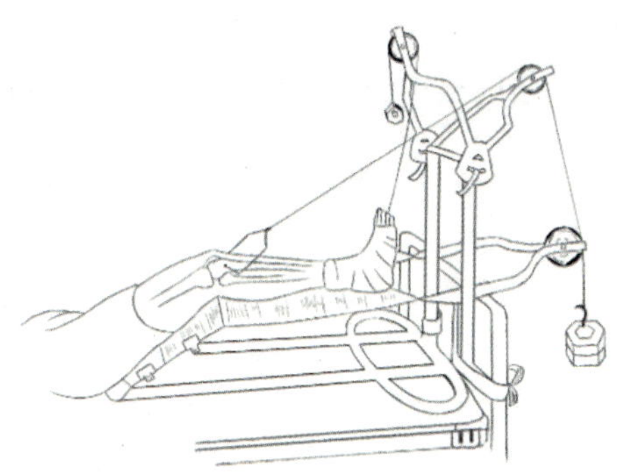

图3-7-1　牵引床

操作规范

1.个人准备

（1）着装整洁，戴好帽子、口罩。

（2）核对治疗单与医嘱，核对床头卡、腕带。

2.病情观察

（1）检查患者生命体征。

（2）拉好围帘，检查伤口敷料及牵引的情况。

（3）告知患者本次操作的目的、过程，消除患者紧张情绪。

3.用品准备

（1）按“七步洗手法”清洁双手。

（2）铺无菌盘，准备换药包、75%乙醇、无菌棉签、无菌敷料、胶布、扳手等。

4.操作过程

（1）携带用品至病床前，进一步核对治疗单、患者姓名、床号、腕带。

（2）打开换药包。

（3）在牵引处下方铺一次性治疗巾，上方放置无菌弯盘。揭开敷料。

（4）观察牵引针是否移位，螺母是否过松。

（5）用扳手拧紧螺母。

（6）用无菌棉签拭去针眼附近分泌物或痂皮，观察针眼附近有无感染、坏死。

（7）针眼处滴75%乙醇，无菌敷料覆盖。检查牵引针两端橡皮塞是否脱落。

（8）观察肢体远端血运情况。

（9）观察重锤是否悬空、重量是否合适，牵引绳是否与患肢长轴方向一致。

（10）协助患者进行非牵引肢体的被动运动。

5.安置患者与整理

（1）撤去治疗巾及弯盘，治疗巾及棉签等置于医用垃圾桶内。

（2）鼓励患者床上活动非牵引肢体和关节。

（3）整理用品，离开病房。

（4）处置用物，洗手，记录牵引的重量、牵引针针眼的情况及患者的反应。

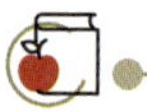

考核标准

骨牵引术护理操作评分标准

班级： 姓名： 学号： 得分：

项目	操作要点	分值	得分
个人准备（5分）	着装整洁，戴好帽子、口罩； 核对治疗单与医嘱，核对床头卡、腕带	5	
病情观察（10分）	检查患者生命体征	3	
	拉好围帘，检查伤口敷料及牵引的情况	2	
	告知患者本次操作的目的、过程，消除患者紧张情绪	5	
用品准备（10分）	按“七步洗手法”清洁双手	5	
	准备物品：铺无菌盘，准备换药包、75%乙醇、无菌棉签、无菌敷料、胶布、扳手等	5	
操作过程（45分）	进一步核对治疗单、患者姓名、床号、腕带	2	
	打开换药包	3	
	铺一次性治疗巾，放置无菌弯盘。揭开敷料	5	
	观察牵引针和螺母情况，注意牵引针是否移位，螺母是否过松	5	
	用扳手拧紧螺母	5	
	用无菌棉签拭去针眼附近分泌物质或痂皮，观察针眼附近有无感染、坏死	3	
	针眼处滴75%乙醇，无菌敷料覆盖。检查牵引针两端橡皮塞	10	
	观察肢体远端血运情况	2	
	观察重锤情况，注意是否悬空、重量适当，牵引绳是否与患肢长轴方向一致	5	
	协助患者进行非牵引肢体的被动运动	5	

续表

项目	操作要点	分值	得分
安置患者与整理（20分）	撤去治疗巾及弯盘，治疗巾及棉签等置于医用垃圾桶内	5	
	鼓励患者床上活动非牵引肢体和关节	5	
	整理用品，离开病房	5	
	处置用物，洗手，记录。记录内容主要有牵引的重量、牵引针针眼的情况及患者的反应	5	
综合表现（10分）	物品准备充分齐全	3	
	操作规范，动作熟练。无菌意识强	5	
	态度温和自然	2	

任务检测

1.下列哪项不是牵引的目的？（　　）

A.复位　　B.矫正畸形

C.局部制动　　D.缓解肿胀

2.牵引是利用适当的（　　）和对抗牵引力达到整复和维持复位的治疗方法。

A.持续牵引力　　B.持续加重

C.兜带牵引　　D.复位

3.不是兜带牵引常见的牵引有（　　）。

A.枕颌带牵引　　B.骨盆带牵引

C.骨盆悬吊牵引　　D.跟骨牵引

4.骨牵引患者患肢应该保持（　　）。

A.中立外展位　　B.中立位

C.外展位　　D.平卧位

5.骨盆牵引常用于（　　）治疗。

A.腰椎间盘突出症　　B.腰椎管狭窄症

C.腰腿痛综合征　　D.腰椎骨折

参考答案

任务八

胆道T管引流护理技术

任务目标

1.学习目标

（1）了解胆道T管引流的适应证、禁忌证和常见并发症。

（2）掌握胆道T管引流的操作技术，包括插管前准备、插管过程和插管后护理。

（3）掌握胆道T管引流的相关实验室指标和影像学检查，了解其临床应用价值。

2.能力目标

（1）能够准确判断患者是否适合行胆道T管引流，并掌握禁忌证。

（2）能够根据患者的具体情况，灵活选择插管技术和插管部位。

（3）能够进行胆道T管引流的操作，并在操作过程中注意安全和卫生。

（4）能够观察患者的生命体征和管路引流情况，及时发现并处理相关并发症。

（5）能够准确记录胆道T管引流的相关数据，及时参与危急病情处理。

3.思政目标

（1）培养责任意识，提高对患者生命安全的意识和责任感。

（2）培养团结协作精神，提高与医疗团队协作的效果和医疗质量。

（3）弘扬人道主义精神，尊重人性，体现医学人文关怀。

任务导入

一名60岁的女性患者因胆总管结石病情加重入院，经检查后确定需要进行胆道T管引流。患者自述肝区疼痛，有明显的黄疸症状，有高血压疾病史，但近期血压稳定。她还是位糖尿病患者，正在口服药物治疗中。患者已了解并签署了手术知情同意书。

小丽是一名护士，需要在该患者病情稳定的情况下，为其进行胆道T管引流操作和后续护理。在操作的过程中，须时刻注意患者的生命体征、管路引流情况和并发症的出现，及时评估和处理，确保患者的安全和舒适。

问题1：如何正确选择胆道T管的插管部位和插管技术，以确保操作的安全和有效性？

问题2：在胆道T管引流的过程中，如何有效避免并发症的发生并及时处理已出现的并发症？

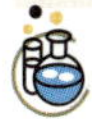

任务要求

理解胆道T管引流技术的原理，学会胆道T管引流护理技术的基本操作要领，能熟练进行胆道T管引流护理。

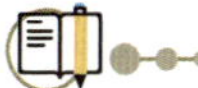

任务准备

标准化模拟病房：含洗手与手消毒室、标准病房；配有洗手池、洗手液、消毒液、烘手器或无菌小毛巾等。

治疗车配置：治疗卡、治疗盘、络合碘、棉签、无菌剪刀、一次性无菌引流袋、止血钳1把、无菌纱布、一次性治疗巾、手套、记录单、生活垃圾桶、医疗垃圾桶。

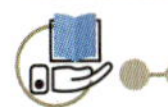

操作规范

1.个人准备

护士戴好帽子和口罩，修剪指甲，按照“七步洗手法”的顺序搓洗双手。

2.操作流程

（1）核对医嘱、患者姓名、床号。

（2）评估了解患者的病情、合作程度和患者的需求。对意识模糊、烦躁不安和不合作者，必要时使用约束带。如敷料有渗血、渗液及时通知医生处理。

（3）告知患者留置胆道T管及更换引流袋的目的，胆道T管留置的时间。

（4）确认患者体位舒适，注意保暖。

（5）暴露胆道T管与引流袋连接处。引流管口下铺治疗巾、置弯盘。

（6）用无齿血管钳夹紧引流管近端。

（7）以2支碘伏棉签分别消毒胆道T管与引流袋连接处（向上和向下各3 cm）。

（8）取无菌纱布裹住连接处并分离。

（9）以第3支碘伏棉签消毒引流管口。

（10）将新的引流袋与胆道T管连接。

（11）松开止血钳，观察引流情况，确认引流通畅，用胶布固定于腹壁皮肤上，以防管道脱落。

（12）整理床单及用物。

（13）观察并记录引流液的色、量、性状。正常成人每日胆汁分泌量800~1 200 mL，呈黄色、稠厚无渣。术后24 h内引流量为300~500 mL，恢复饮食后可增加到每日600~700 mL，之后逐渐减少至每日200 mL左右。术后1~2 d胆汁呈混浊的淡红色或淡黄色，之后逐渐加深，呈黄色。如胆汁过多，提示胆道下端可能有梗阻；如胆汁混浊，提示结石残留或胆道炎症未被控制。

（14）按无菌操作定期更换引流袋。

（15）遵医嘱预防性用抗生素。

（16）局部涂氧化锌软膏或皮肤保护膜，防止胆汁浸渍皮肤引起破溃或感染，保持敷料清洁干燥，如有渗液，及时更换敷料。

（17）拔管。

①拔管条件。同时满足以下四个条件，可拔管。

a.术后两周以上，患者无腹痛、发热，黄疸消退，血常规、血清胆红素正常。

b.胆汁引流量减少，每日少于200 mL，色清亮。

c.胆道造影显示胆管通畅，或胆道镜证实胆管无狭窄、结石、异物。

d.夹管试验阴性：饭前饭后各夹管1 h，逐渐增加到全天夹管1~2 d无不适主诉。

②拔管方法：拔管前先行胆道T管造影，如显示通畅，再开放引流2~3 d，使造影剂完全排出。继续夹管2~3 d，仍无症状后给予拔管。

③拔管后护理：拔管后局部伤口用凡士林纱布堵塞，1~2 d自行封闭。拔管一周内，观察患者体温、有无黄疸及腹部症状，应警惕胆汁性腹膜炎的发生。

（18）健康教育。

①向患者解释胆道T管放置的重要性、置管的时间，以便患者主动配合。

②嘱患者尽量穿宽松柔软的衣服，以防引流管受压。

③引流管及引流袋始终保持在出口以下平面，防止引流液反流。

④带管出院指导。

a.每周在同一时间更换引流袋，用碘伏消毒管口，记录引流液的颜色、量及性状。

b.引流管口定期换药，周围皮肤涂氧化锌软膏，若敷料渗湿，及时到医院处理。

c.在胆道T管出皮肤处标明记号，嘱患者随时观察是否脱落。

d.长期带胆道T管者，应定期去医院冲洗。

e.避免提举重物或过度活动，防止牵拉胆道T管而致其脱落。

f.定期复查，若发现引流液异常或身体不适等，应及时就诊。

3.并发症的观察及护理

（1）黄疸。在胆道T管引流通畅的情况下，如术后黄疸时间较长，可能是肝功能受损、胆管狭窄或术中损伤胆管等。应密切观察血清胆红素，肌注维生素K_1，防止患者抓伤皮肤，保持皮肤清洁。

（2）出血。术后早期出血多由于止血不彻底或结扎血管线脱落所致，后期出血可能为胆道T管压迫胆总管形成溃疡或局部炎症出血。应密切观察出血量，若第1 h超过100 mL、持续3 h以上，或患者出现血压下降、脉搏细速、面色苍白等休克征象，应立即通知医生并配合抢救。

（3）胆瘘。胆瘘多由胆管损伤胆总管下段梗阻、胆道T管脱出所致。注意观察腹腔引流情况，若切口处有黄绿色胆汁样引流物，每小时50 mL以上者，提示有胆瘘发生。长期有胆瘘者，要保持水电解质酸碱平衡，纠正营养失调。

4.注意事项

（1）分离接口前用无齿血管钳夹紧引流管，以防引流液漏出。

（2）分离时要注意方向及力度，防止误拔出引流管。

（3）按步骤消毒，严格执行无菌操作。

（4）掌握引流袋放置高度，平卧位引流管高度应低于腋中线，站立或活动时应低于腹部切口，防止胆汁逆流及过度引流。

（5）胆道T管不可受压、扭曲、折叠，经常予以挤捏，保持引流通畅。

（6）定时更换体位，防止引流管斜面紧贴组织造成引流不畅。

（7）血块及小结石堵塞管腔时，应反复挤压引流管防止胆道堵塞。必要时用生理盐水缓慢低压冲洗或用50 mL注射器负压抽吸，用力适宜以防引起胆管出血。

（8）注意遮挡患者，保护隐私。

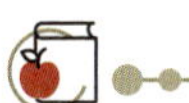

考核标准

胆道T管引流护理技术操作评分标准

班级:　　姓名:　　学号:　　得分:

项目	操作要点	分值	得分
操作准备（10分）	护士准备：衣帽整洁、洗手，戴口罩	5	
	用物准备：治疗卡、治疗盘、络合碘、棉签、一次性无菌引流袋、止血钳1把，无菌纱布、一次性无菌治疗巾、手套等	5	
评估患者（5分）	评估患者病情、意识状态，局部皮肤，心理状态，合作程度等	2	
	评估胆道T管引流情况	3	
操作要点（70分）	携用物至病床旁，再次核对患者，并说明更换引流袋的目的及方法，以便取得患者的配合	3	
	检查伤口周围皮肤，暴露引流管，松开固定胶布，注意保暖	2	
	左手握紧皮管，右手挤压引流管，观察有无阻力	5	
	铺无菌治疗巾，用血管钳夹住引流管尾端上方3~6 cm	10	
	检查无菌引流袋是否密封、过期，打开外包装，检查引流袋有无破损或引流管扭曲，将引流管挂于床沿，再将治疗盘置于引流管接口下方	5	
	戴无菌手套、用碘伏棉签消毒引流管连接处，先以接口为中心，环行消毒，然后再向接口向上和向下消毒3 cm	10	

续表

项目	操作要点	分值	得分
操作要点（70分）	左手取无菌纱布捏住连接处的引流管部分，脱开连接处	5	
	再次用碘伏棉签消毒引流管口	10	
	连接无菌引流袋，松开血管钳，并挤压引流管，用胶布将引流管固定于腹壁皮肤上	10	
	整理用物，妥善安置患者，协助患者取低半卧位	5	
	洗手并记录引流液的颜色、性质及量	5	
指导患者（5分）	嘱患者防止胆道T管的脱落	3	
	引流管及引流袋始终保持在出口以下平面，防止引流液反流	2	
提问（10分）	叙述目的：引流胆汁、引流残留结石、支撑胆道防止狭窄。 注意事项： 1.严格执行无菌操作，保持胆道引流通畅； 2.妥善固定引流管，防止牵拉导致胆道T管脱落； 3.保护引流管口周围皮肤，局部涂氧化锌软膏，防止胆汁浸渍引起周围皮肤感染	10	

任务检测

1.成人正常每天分泌的胆汁量是（　　）。

A.800～1 200 mL/d　　B.500～600 mL/d

C.600～700 mL/d　　D.300～400 mL/d

E.400～500 mL/d

2.正常人胆汁的颜色是（　　）。

A.淡白色或无色　　B.黄色或黄绿色

C.暗红色　　D.淡红色

E.墨绿色

3.胆道手术后24 h内，一般胆道T管引流量为（　　）。

A.300～500 mL　　B.500～700 mL

C.700～800 mL　　D.600～800 mL

E.100～200 mL

4.胆道手术后，一般留置胆道T管的时间是（　　）。

A.2周　　B.1周

C.3周　　D.10 d

E.5 d

5.胆源性休克，最有效的治疗办法是（　　）。

A.应用大剂量抗生素加胃肠减压

B.抗休克加抗生素

C.抗休克加胆道减压术

D.输血、输液、纠正酸碱平衡

E.保肝治疗加抗休克

参考答案

任务九

胸腔闭式引流护理技术

任务目标

1.学习目标

（1）理解胸腔闭式引流的概念、原理和适应证。

（2）掌握胸腔闭式引流的操作步骤和相关护理技术。

（3）理解胸腔闭式引流的常见并发症及其预防和处理方法。

2.能力目标

（1）能够正确选择和准备胸腔闭式引流系统。

（2）能够熟练操作胸腔闭式引流系统，包括插入引流管和连接引流瓶等步骤。

（3）能够观察和评估胸腔引流状况，及时检查引流液的量和性质，判断引流管是否通畅。

（4）能够及时处理胸腔闭式引流系统的异常情况和并发症，如感染、漏气等。

3.思政目标

（1）培养良好的护理素养和职业道德，注重保护患者的隐私和尊严。

（2）培养团队合作意识，与医疗团队紧密配合，确保患者的安全和护理质量。

（3）培养守纪律的意识，遵守操作规程，保证操作的规范性和安全性。

任务导入

一位50岁的男性患者因胸腔积液病情加重入院，经过检查后确定需要进行胸腔闭式引流。患者近期出现呼吸困难和胸痛症状，且X线片检查显示双侧胸腔积液较多。患者有高血压和糖尿病的病史，正在接受药物治疗。患者已了解并签署了手术知情同意书。

小丽是一名护士，需要在患者病情稳定的情况下，为其进行胸腔引流操作并进行后续护理。在操作的过程中，须时刻注意患者的生命体征、引流状况和并发症的出现，及时评估和处理，确保患者的安全和舒适。

问题1：在胸腔闭式引流的操作中，如何正确选择胸腔引流管的型号和大小，为什么选择合适的引流管很重要？

问题2：胸腔闭式引流后，如何正确观察和评估引流液的量和性质，有哪些异常情况需要及时处理？

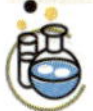

任务要求

理解胸腔闭式引流术的原理，学会胸腔闭式引流护理技术的基本操作要领，能熟练进行胸腔闭式引流护理。

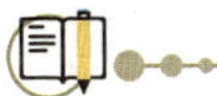

任务准备

标准化模拟病房：含洗手与手消毒室、标准病房；配有洗手池、洗手液、消毒液、烘手器或无菌小毛巾等。

治疗车：治疗盘、络合碘、一次性无菌胸腔引流装置、换药盘、止血钳2把、一次性无菌治疗巾、无菌手套、无菌剪刀、无菌纱布、无菌生理盐水、记录单、生活垃圾桶、医疗垃圾桶。

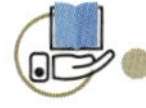

操作规范

1.个人准备

护士戴好帽子和口罩，修剪指甲，按照“七步洗手法”的顺序搓洗双手。

2.环境准备

符合无菌要求，保护隐私，关闭门窗，冬天注意保暖。

3.操作流程

（1）携用物至病床旁核对医嘱、患者姓名。

（2）评估患者的年龄、病情、意识、合作能力、呼吸功能及水柱波动情况。根据不同的目的及引流瓶的种类准备合适的胸腔引流装置。目前临床广泛使用一次性引流装置。

（3）告知患者引流目的，引流管的名称、维持引流的意义、可能引起的并发症和必要的护理配合；经常做深呼吸、咳嗽并协助翻身或被动运动的意义，意外脱管时患者的紧急应对措施。

（4）检查胸腔闭式引流瓶是否在有效期内，有无漏气破裂。正确、紧密连接各管道。

（5）在水封瓶内倒入无菌盐水至浸没长玻璃管3~4cm，注意无菌操作。

（6）观察水封瓶内水柱位置及波动情况。

（7）衔接口下铺治疗巾，置弯盘。

（8）挤压胸腔引流管，使胸内引流液流入瓶内。

（9）以2把止血钳双重夹闭胸腔引流管，消毒后无菌纱布包裹分离接口。

（10）由内向外消毒胸腔引流管接头处后连接新引流瓶。

（11）检查连接是否牢固及正确。

（12）松开止血钳，撤除弯盘及治疗巾。

（13）嘱患者咳嗽或深呼吸，观察水柱波动情况。一般水柱波动为4~6cm。

（14）固定引流管，引流装置应低于胸壁引流口60~100cm，以防逆流。告知患者注意事项。

（15）整理用物，洗手。

（16）观察与记录。

①观察患者的生命体征，胸痛及呼吸困难的程度，呼吸频率、节律，咳嗽时有无气泡逸出等，准确记录观察引流液的量、颜色、性状。不同引流物的特点如下。

a.气胸：无色透明气泡，深呼吸和咳嗽时更加明显，随着带管时间延长，气泡量逐渐减少。

b.液胸：黄色浆性，随着带管时间延长而逐渐减少。

c.血胸：暗红色血液，逐渐变浅，而且量逐渐减少。

d.乳糜胸：白色乳糜状液体。

e.术后：24 h内引流液呈鲜红色，以后逐渐变浅红色，不易凝血。

②手术后一般情况下引流量应小于100 mL/h，开始时为血性，以后颜色为浅红色，不易凝固。若引流量多，每小时出血量多于100~200 mL且连续3 h，呈鲜红色，有血凝块，同时伴脉搏增快，提示有活动性出血的可能，应及时通知医生。

③观察局部伤口有无渗血、渗液及皮下气肿，若气胸引流管不断地排出大量气体时，禁止夹闭。

④水封瓶每24h更换，标注更换日期及时间，记录引流量。

⑤观察胸壁管口周围有无渗血渗液，有无皮下气肿以及皮下气肿的范围及程度，并做好标记。

⑥引流期间应确保管路固定良好，预防非计划性拔管的发生。

（17）预防感染。

①保持装置的无菌，在更换引流瓶时要特别注意防止污染引流管瓶内部。

②引流瓶常规24h更换一次，但如引流液过多或引流瓶污染则要及时更换。

③保持引流管与胸部皮肤相连处敷料清洁干燥，并观察有无红肿热痛、渗血渗液。发现敷料污染则要及时通知医生更换。

④防止逆行感染：引流瓶应低于患者胸部水平以下60~100 cm，下床活动时在膝关节以下。

（18）疼痛护理。

①带管过程中避免牵拉引流管，患者用力咳嗽以及翻身活动时，用手保护缝合的地方，以减轻张力，缓解疼痛。

②指导患者进行腹式呼吸，以减轻胸壁活动而引起疼痛。

③必要时遵医嘱给予镇痛药。

（19）皮肤护理。

①保持皮肤清洁干燥，及时更换衣物及床单位。

②对经常取半卧位的患者，应仔细评估骶尾部皮肤，观察有无压疮的发生。

③指导患者及时变换体位，避免皮肤长期受压。

（20）心理护理。

①患者由于插管引起的疼痛、活动受限制和对疾病不了解，易出现焦虑、烦躁情绪，护理过程中要注意态度，适当给予安抚。

②列举类似成功的病例，让患者取得战胜疾病的信心。

③讲解与疾病相关的知识，取得患者的配合。

（21）拔管护理

①拔管要求。置管引流 48~72 h后，无气体、液体排出，或 24 h内引流量小于 50 mL、脓液少于 10 mL、听诊双肺呼吸音清晰、对称，胸部X线示肺膨胀良好无漏气、患者无呼吸困难或气促，可考虑拔管。

②协助拔管。

a.指导患者深吸气，然后屏住呼吸，在深吸气末屏气进行拔管。

b.迅速用无菌凡士林纱布与厚敷料封闭胸腔，胸带加压包扎。

③拔管后观察。

a.拔管后 24 h内严密观察患者有无胸闷气急、呼吸困难、发绀等症状，对比拔管前后血氧饱和度情况，发现异常应及时通知医生。

b.观察胸壁切口处有无漏气、渗血、渗液以及皮下气肿；如有皮下气肿，则应观察皮下气肿面积有无扩大，程度有无加重。

c.听诊双肺呼吸音是否清晰、对称，掌握胸部X线复查结果。

4.注意事项

（1）保持密闭

①无论患者处于何种状态，一定要保持水封瓶的密闭。

②移动患者时，保持引流瓶和引流管低于胸部，长玻璃管没入液面以下 3~4cm，尽量不夹闭引流管。若无法保证上述情况，应双向夹管后再移动或搬运患者，但应尽量减少夹闭时间，夹管时若患者出现SpO_2下降、呼吸困难等，应立即开放夹闭的引流管，恢复引流，并立即通知医生。

③患者下床活动时水封瓶要处于低位，水封瓶内长管保持直立，下端插至液面以下 3~4 cm。

④水封瓶被打破或接头滑脱时，应立即用血管钳夹闭或反折近胸端引流管，再行更换。若引流管自胸壁意外脱出，应立即用手捏紧引流管口周围皮肤（不要直接接触伤口），立即设法报告医生，协助医生做进一步处理。

（2）体位。

①患者血压平稳后，应采取半卧位，以利于引流和呼吸。

②经常协助患者变换体位，促进胸腔内气体和液体的排出，有利于肺复张。

③病情允许下床活动的患者，要鼓励其携带水封瓶下床活动，下床活动时要告知患者或家属水封瓶不能倾斜或打翻，水封瓶内长管要在液面以下，水封瓶要处于低位，一般不超过膝盖部位。

（3）妥善固定。

①胸腔引流管与引流瓶连接后，各连接处要固定牢固，重点观察三处，即引流管出皮肤处、引流管相互衔接处、引流管与引流瓶衔接处。

②引流管与胸部皮肤是用缝线固定的，要经常观察缝线是否脱落，在患者用力咳嗽以及翻身活动时，可以用手保护缝合的地方，以减轻张力，避免管道脱出。

③妥善固定引流管，防止牵拉、打折、扭曲、受压。

④水封瓶与引流管连接牢固，各瓶之间管路连接正确，水封瓶应该固定于水封瓶架上，保持水封瓶低于患者胸部水平以下 60~100 cm。

（4）保持引流通畅。

①引流管的长短要合适，长度一般为 100 cm左右，过长不利于引流；过短，翻身活动时容易牵拉，引流管易脱出。

②仔细观察引流管与胸壁连接处情况，特别是改变体位时避免牵拉而使引流管脱出胸膜腔外，引起引流不畅。

③遵医嘱连接负压吸引，有利于通畅引流。根据医嘱调整负压大小，存在负压时能观察到负压瓶内有气泡逸出，负压大小可以从负压瓶内水柱高度观察到，一般压力维持在 8~12 cmH_2O。

④通过观察水封瓶内长管中水柱是否随呼吸上下波动，判断引流管是否通畅，必要时可请患者做深呼吸和咳嗽。一般来说，水封瓶内水柱波动正常范围是 4~6 cm，如果波动过大，说明无效腔过大，存在肺不张；波动微弱，提示引流不畅。若观察到血凝块或碎屑堵塞且引流不畅时，可以挤捏堵塞处以尝试疏通引流管，若挤压仍未通畅，则不应再挤管，立即通知医生。

⑤呼吸功能训练：鼓励患者有效地咳嗽、排痰、吹气球、呼吸功能训练，促使肺充分膨胀，利于引流液的排出和保持引流通畅。

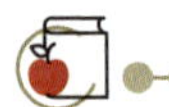

考核标准

胸腔闭式引流护理技术操作评分标准

班级：　　姓名：　　学号：　　得分：

项目	操作要点	分值	得分
操作准备（10分）	个人准备：衣帽整洁、洗手、戴口罩	5	
	用物准备：治疗卡、无菌胸腔引流瓶、橡胶管、玻璃接管、止血钳 2 把、胶布、无菌生理盐水、别针、无菌纱布	5	

续表

项目	操作要点	分值	得分
评估患者（10分）	评估患者病情、生命体征	5	
	评估患者伤口及胸腔引流情况	5	
操作要点（65分）	携用物至病床旁，核对并向患者解释引流的目的及注意事项，消除紧张情绪，取得配合	5	
	检查并打开无菌引流瓶，倒入无菌生理盐水，使长玻璃管埋于水下3~4 cm，妥善连接各瓶管口。在引流瓶的水平线上注明日期和水量	15	
	用2把止血钳双重夹闭引流管，消毒引流管连接口，注意无菌操作，脱开换接引流装置。必要时负压调节瓶连接中心负压吸引	15	
	松开止血钳。观察引流是否通畅	5	
	密切观察患者的反应，正常水柱上下波动4~6 cm	10	
	将引流瓶放于安全处，妥善固定引流管，保持引流瓶低于胸腔60~100 cm	10	
	整理床单位，洗手，记录引流液的性质、量及患者的反应。询问患者的感受并告知如有不适，及时传呼值班护士	5	
指导患者（5分）	嘱患者注意妥善保护引流装置，防止意外拔脱等	5	
提问（10分）	目的： 1.保持引流通畅，维持胸腔内压力。 2.防止逆行感染。 3.便于观察胸腔引流液的性状、颜色、量。 注意事项： 1.术后患者若血压平稳，应取半卧位以利引流。 2.水封瓶应位于胸部以下，不可倒转，维持引流系统密闭，接头固定良好。引流期间，应始终注意保持引流瓶低于胸腔。如需移动或搬运患者，则须先行胸腔引流管双重夹闭。 3.保持引流管长度适宜，翻身活动时防止受压、打折、扭曲、脱出。 4.保持引流管通畅，注意观察引流液的量、颜色、性质，并做好记录。如引流液增多，及时通知医师。 5.更换引流瓶时，应用止血钳夹闭引流管防止空气进入。注意保证引流管与引流瓶连接牢固紧密，切勿漏气。操作时严格无菌操作。 6.拔除引流管后24 h内要密切观察患者有无胸闷、憋气、呼吸困难、气促、皮下气肿等。观察局部有无渗血、渗液，如有变化，要及时报告医师处理	10	

任务检测

1.有关胸腔闭式引流的护理，下列错误的是（　　）。

A.患者取半卧位

B.水封瓶的注水量以长管插至水平面以下 3~4 cm 为宜

C.引流瓶不能高于患者胸部水平

D.观察记录引流液的量和性质

E.引流瓶内短玻璃管与引流管相连，长玻璃管开放

2.为胸腔闭式引流的患者过床时，应重点注意（　　）。

A.保持引流管通畅

B.引流瓶不能高于患者胸部水平

C.避免引流管受压、折曲

D.注意管内水柱波动情况

E.双向夹紧引流管，暂停引流

3.关于放置胸腔闭式引流管的位置，正确的是（　　）。

A.脓胸常选择在锁骨中线第二肋骨

B.需根据体征和X线检查明确部位

C.一般在腋中线和腋前线之间的 4~6 肋间

D.引流气体常选锁骨中线第三肋间

E.引流管插入胸腔内 5~6 cm

4.为胸腔闭式引流管患者更换水封瓶时，应先用（　　）。

A.2 把止血钳双向夹闭胸腔引流管

B.2 把止血钳夹紧引流管

C.1 把止血钳夹紧引流管

D.止血钳夹紧引流管两端

E.1 把止血钳夹紧胸腔导管

5.胸腔闭式引流时，发现水封瓶长玻璃内无水柱波动，让患者做深呼吸和咳嗽后仍无波动，表示（　　）。

A.胸膜腔内负压未恢复

B.胸膜腔内负压已恢复

C.胸膜腔内负压过小

D.胸膜腔内负压过大

E.引流管堵塞

参考答案

附录

附录A　心电监测技术

1.实训用物

（1）治疗盘、电极片、75%乙醇棉球、清洁纱布。

（2）弯盘、心电监护仪及模块、导联线、配套血压计袖带、SpO_2 传感器、电源及插座、护理记录单。

（3）治疗车、手消毒液、锐器盒、医疗垃圾桶、生活垃圾桶。

2.心电监测技术操作规范

心电监测技术操作规范

项目	操作流程	技术要求
操作过程	评估解释	1.核对患者。 2.解释目的并取得患者配合。 3.评估患者病情、意识状态、皮肤情况、指甲情况。 4.评估患者有无过敏史、有无起搏器。 5.评估患者周围环境、光照情况及有无电磁波干扰。 6.按“七步洗手法”洗手、戴口罩
	舒适体位	安置患者舒适的仰卧位
	连接电源开机	1.连接监护仪电源。 2.打开主机开关。 3.检查监护仪功能是否完好
	连接导联和插件	1.连接心电导联线，五电极连接正确。 2.连接血氧饱和度插件。 3.连接血压计袖带
	心电监测	1.暴露胸部，正确定位，清洁皮肤。 2.右上（RA）：胸骨右缘锁骨中线第一肋间。 3.左上（LA）：胸骨左缘锁骨中线第一肋间。 4.右下（RL）：右锁骨中线剑突水平处。 5.左下（LL）：左锁骨中线剑突水平处。 6.胸导（C）：胸骨左缘第四肋间。 7.为患者系好衣扣
	SpO_2 监测	1.将 SpO_2 传感器安放在患者身体的合适部位。 2.红点照指甲，与绑血压计袖带肢体相反

续表

项目	操作流程	技术要求
操作过程	血压监测	1.使被测肢体与心脏处于同一水平。 2.伸肘并稍外展，将袖带平整地缠于上臂中部。 3.袖带下缘应距肘窝 2~3 cm。 4.松紧以能放入一到两指为宜
	调节波形	1.选择标准Ⅱ导联，清晰显示P波。 2.调节波形大小
	设定参数	1.打开报警系统。 2.根据患者情况，设定正常参数值，超过或低于则报警
操作后	整理记录	1.告知注意事项。 2.安置患者于舒适体位，放呼叫器于易取处。 3.整理床单位。 4.按“七步洗手法”洗手。 5.在护理记录单上记录心率、血压、SpO_2
	停止监测	1.向患者解释。 2.关闭监护仪。 3.撤除SpO2传感器。 4.撤除血压计袖带。 5.撤除心前区导联线、电极片。 6.清洁皮肤。 7.协助患者穿好衣服。 8.安置患者于舒适体位，询问需要。 9.整理床单位。 10.整理仪器。 11.处理用物（按医用垃圾分类）。 12.按“七步洗手法”洗手，脱下口罩。 13.记录。 14.报告操作完毕（计时结束）
	异常心电图分析	1.现场随机抽取心电图进行判读。 2.报告操作完毕（计时结束）
综合评价	规范熟练	1.程序正确，操作规范，动作熟练。 2.注意保护患者隐私。 3.用物准备齐全。 4.按时完成
	护患沟通	1.态度和蔼，自然真切。 2.沟通有效、充分体现人文关怀

附录B　乳腺癌术后功能锻炼操作步骤

1.术后早期康复操

术后早期康复操适合于术后一个月内的患者。其功效是通过手臂的运动及肌肉收缩，促进血液和淋巴液回流，防止肢体水肿，促进伤口愈合。每节均完成两个八拍，每日锻炼 3~4 次，每次 20~30 min。

（1）握拳运动（术后 24 h）：握松拳，五指张开，握紧，稍用力，还原（见附图B-1）。

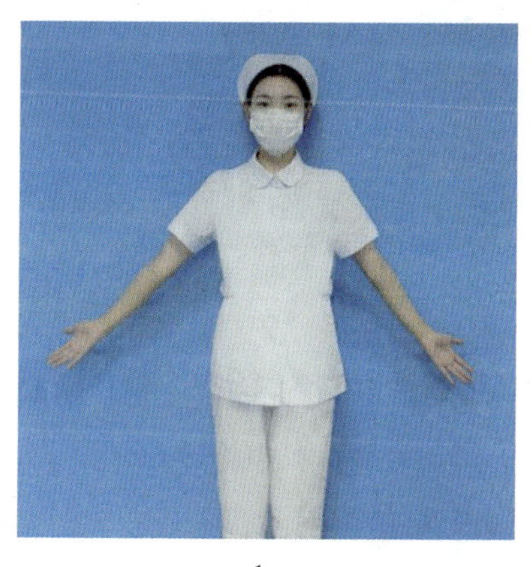

1

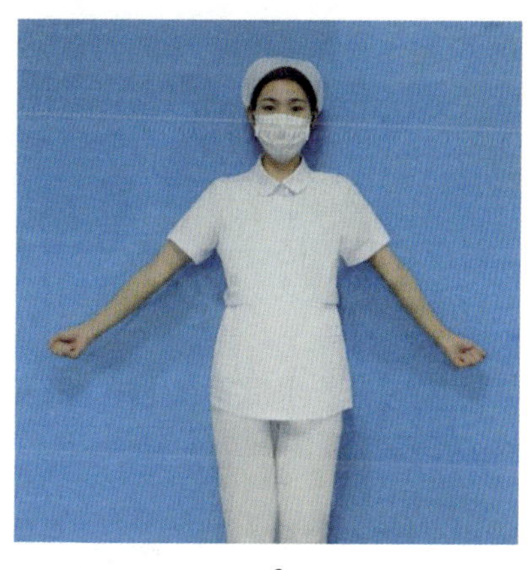

2

附图B-1　握拳运动

（2）手腕运动（术后 48 h）：上下活动手腕，稍用力，向内旋转两圈，再次上下活动手腕，向外旋转两圈，还原（见附图B-2）。

（3）前臂运动（术后第 3 日）：上下屈伸前臂，肩关节仍然夹紧，上下活动两次，还原（见附图B-3）。

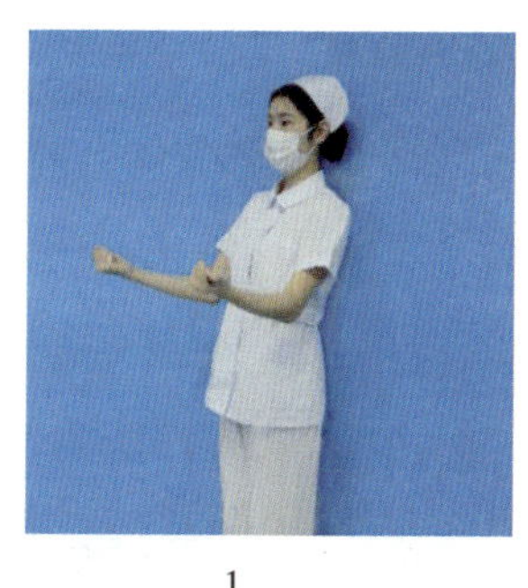

1

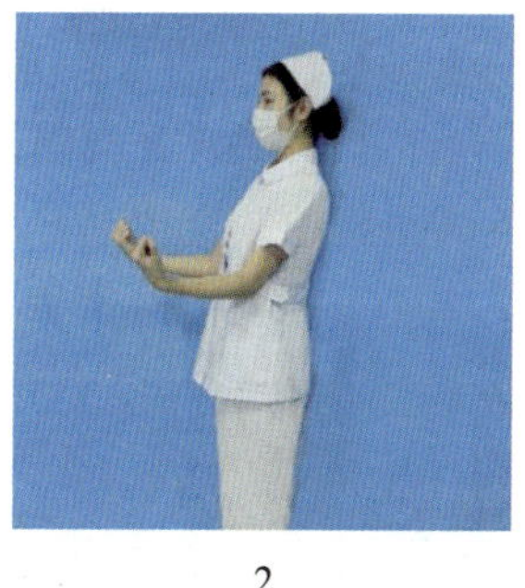

2

3

附图B-2　手腕运动

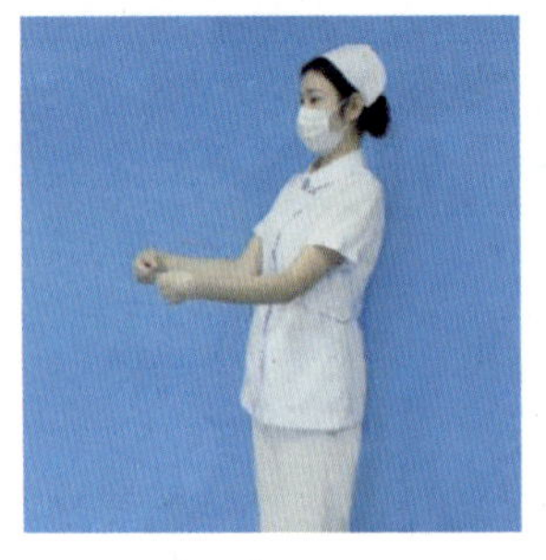
4

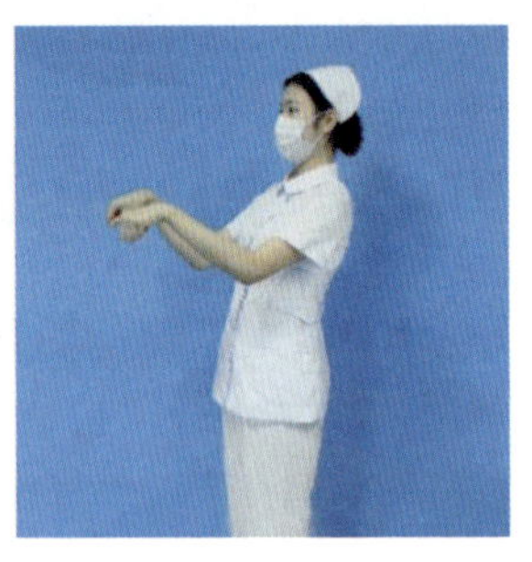
5

附图B-2　手腕运动（续）

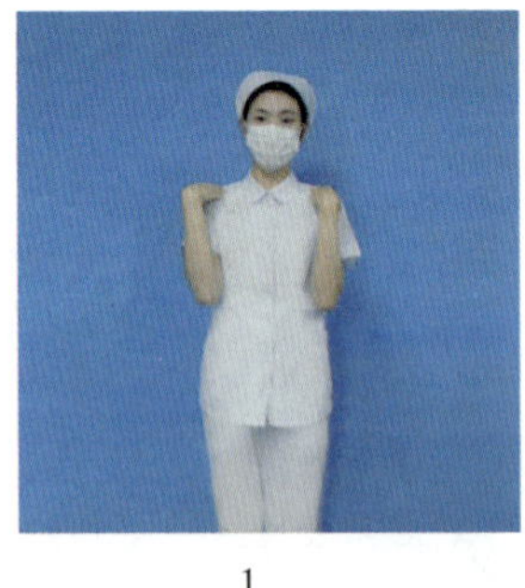
1

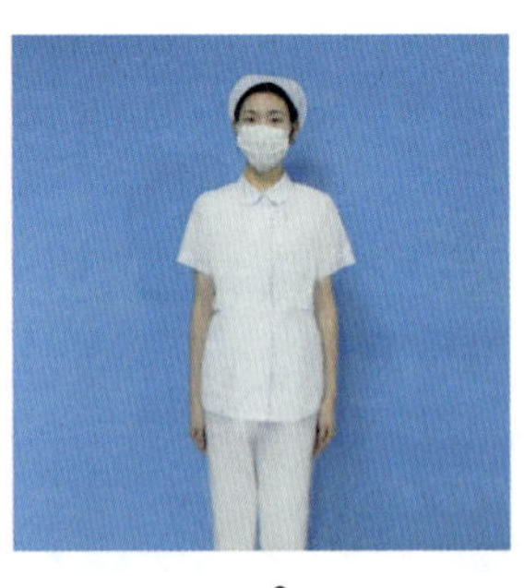
2

附图B-3　前臂运动

（4）肘部运动（术后第5日）：患侧手臂肘部，以腰为支撑，将手臂抬高放至对侧胸前，手指尽量能触碰到对侧肩膀，放下，还原（见附图B-4）。

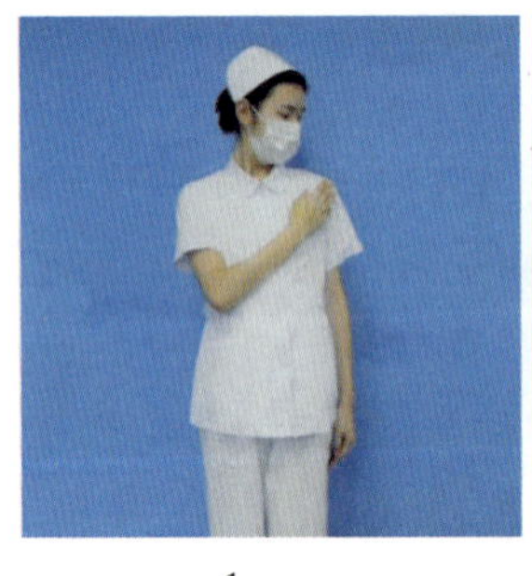
1

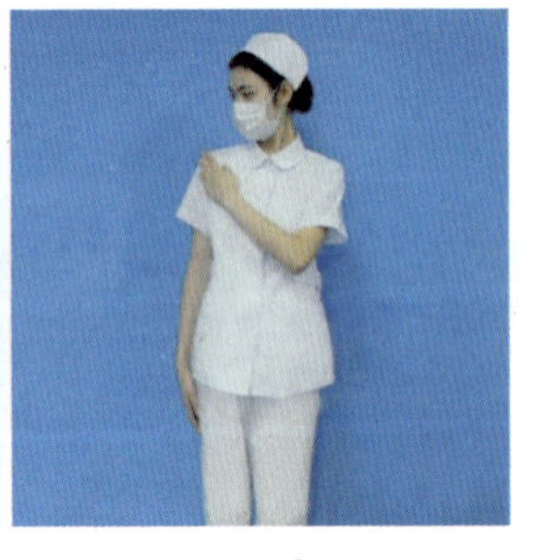
2

附图B-4　肘部运动

（5）抱肘运动（术后第7日）：患侧手放至胸前，患肢尽量紧靠身体，健侧手托住患侧手臂的肘关节，帮助抬高至胸前，交替进行，还原（见附图B-5）。

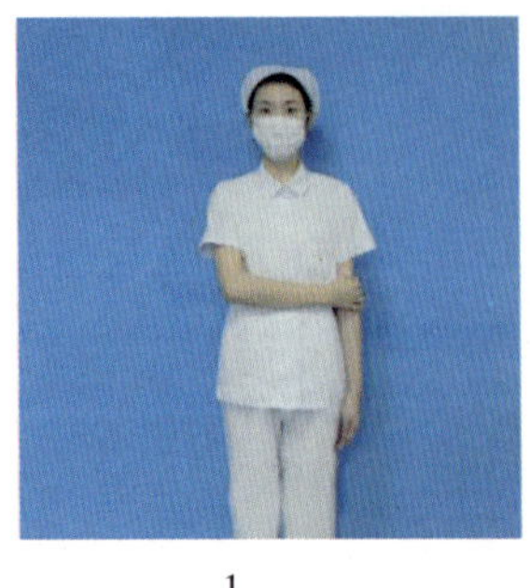
1

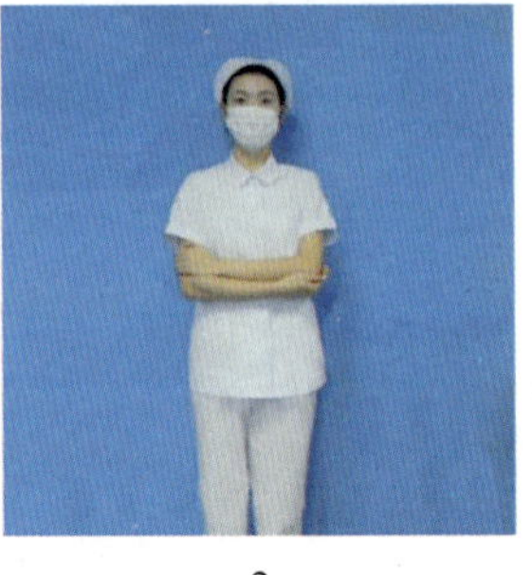
2

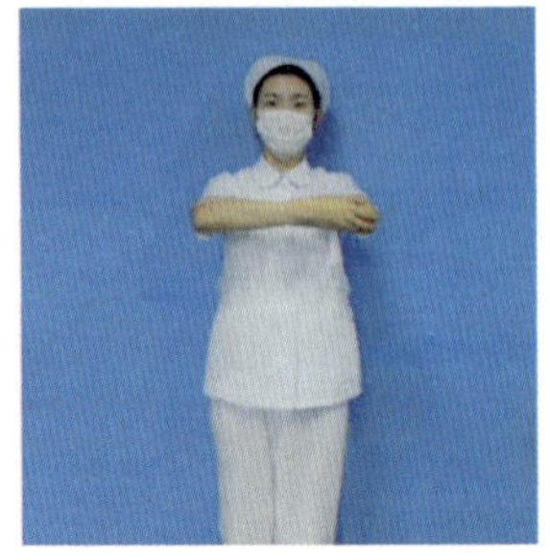
3

附图B-5　抱肘运动

（6）耸肩运动（术后第9日）：关节轻往前旋转，含胸，然后再往后旋转，抬头挺胸，还原（见附图B-6）。

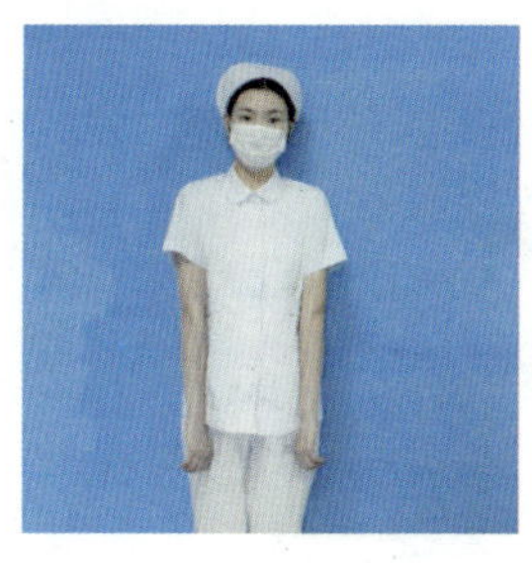
1

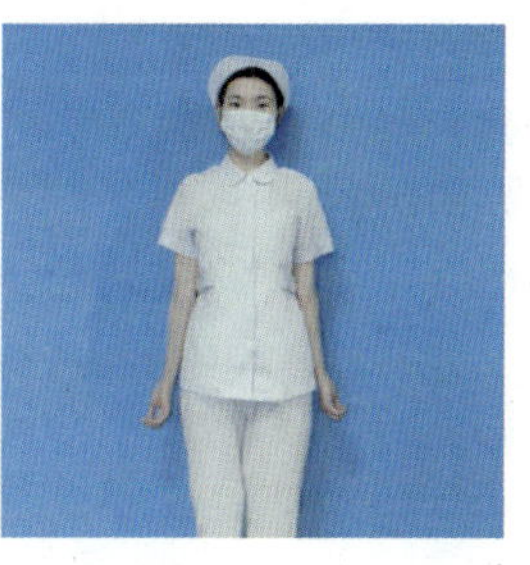
2

附图B-6　耸肩运动

（7）上臂运动（术后第10日）：手臂伸直，抬高，尽量与地面平行，还原（见附图B-7）。

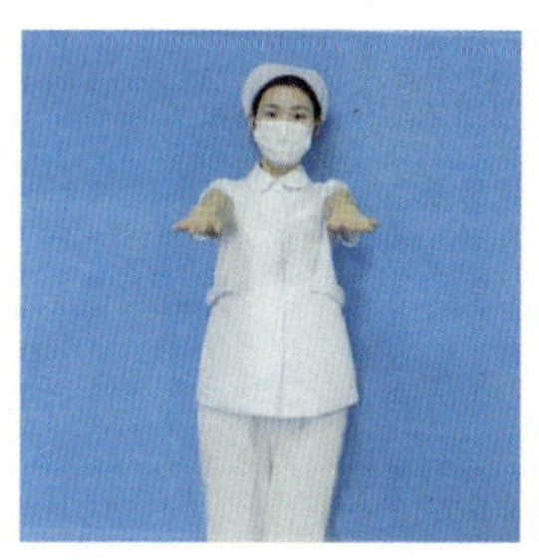
1

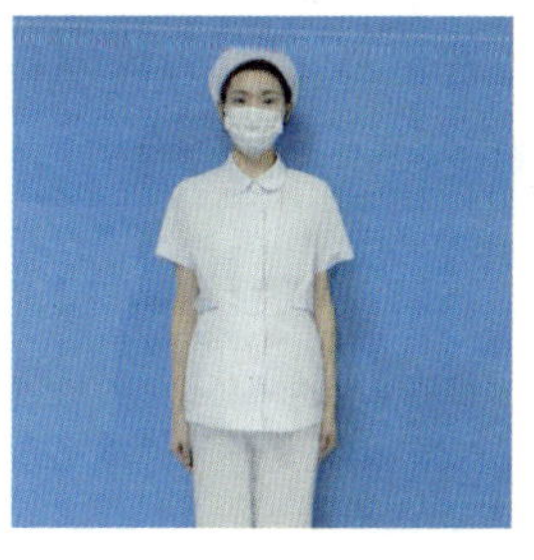
2

附图B-7　上臂运动

（8）颈部运动（术后第11日）：双手叉腰，头颈往前、后、左、右及双向旋转，还原（见附图B-8）。

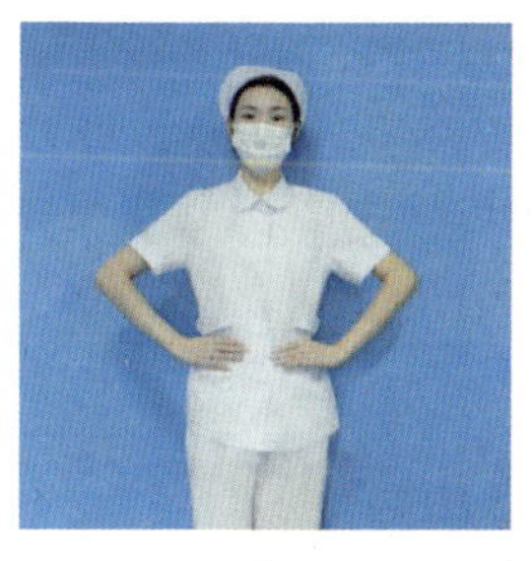
1

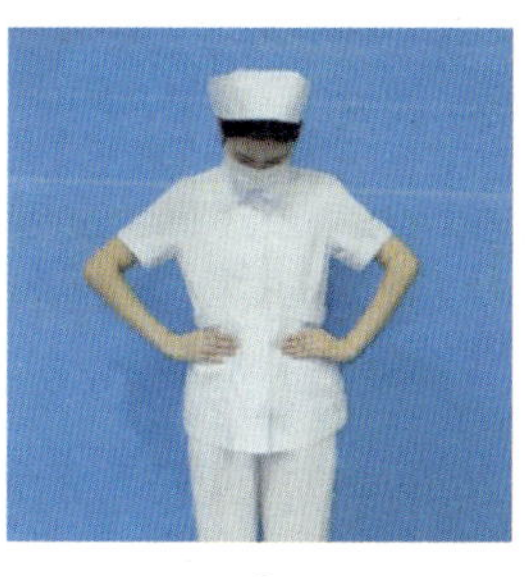
2

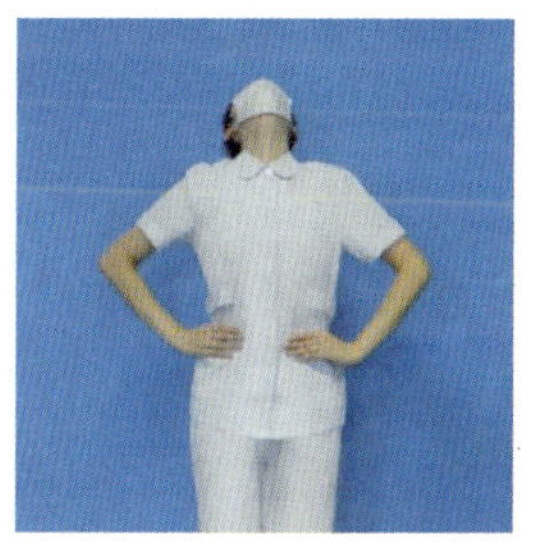
3

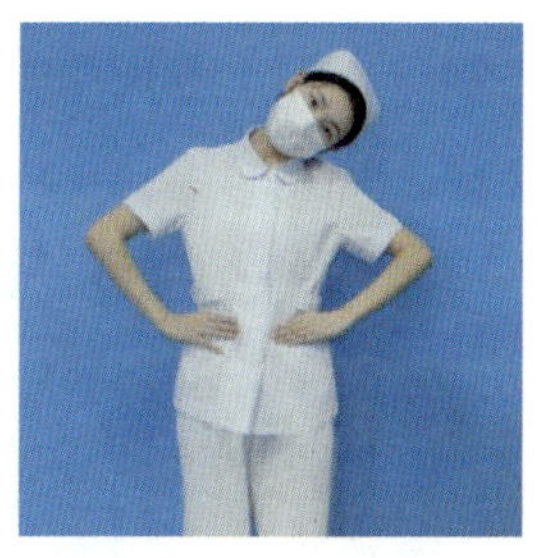
4

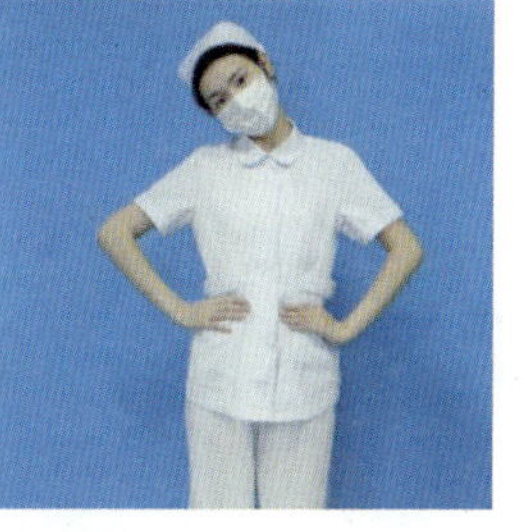
5

附图B-8　颈部运动

（9）体转运动（术后第 12 日）：两手臂外展 45°，缓慢旋转，患侧手抬高放至对侧肩膀上，另一只手放在背后，向另一侧缓慢旋转，两手臂仍保持外展 45°，还原（见附图B-9）。

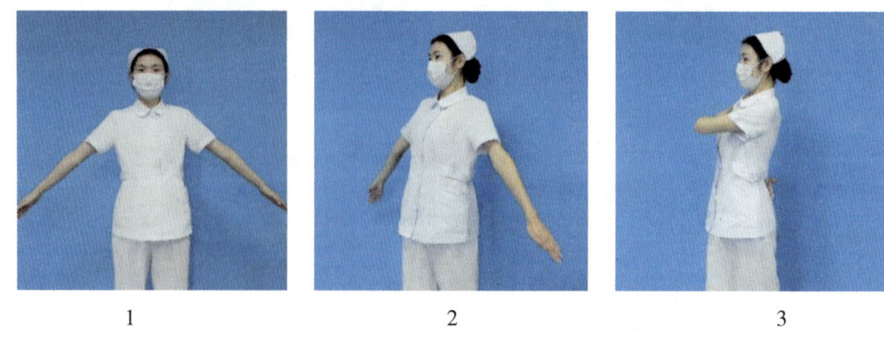

附图B-9 体转运动

（10）抬肩运动（术后第 14 日）：健侧手握患侧手腕至腹部，帮助患侧手抬高至胸前平屈尽力往前伸，放下，交替进行，还原（见附图B-10）。

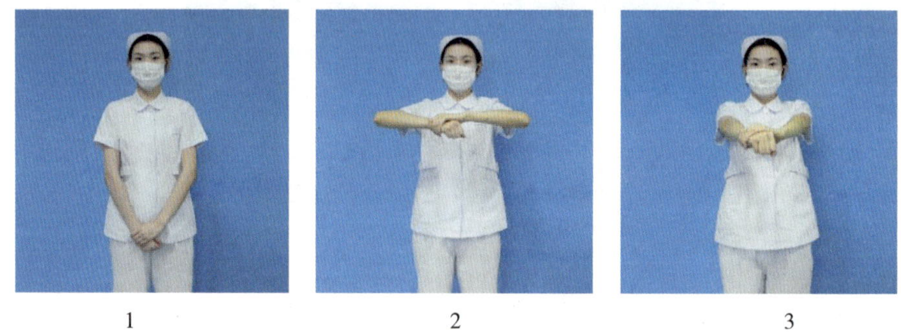

附图B-10 抬肩运动

2.术后中期康复操

术后中期康复操适合于术后 1~3 个月的患者。功效是充分锻炼肩关节周围的肌肉群，逐步替代腋下组织的作用，另外，通过伤口周围组织的反复牵拉，防止瘢痕粘连，改善肩关节活动度。每节均完成两个八拍，每日锻炼 1~3 次，每次 20~30min。

（1）收展运动：双手向两侧展开 45°，两脚与肩同宽，双手于腹前交叉，低头然后重复展开双臂，还原（见附图B-11）。

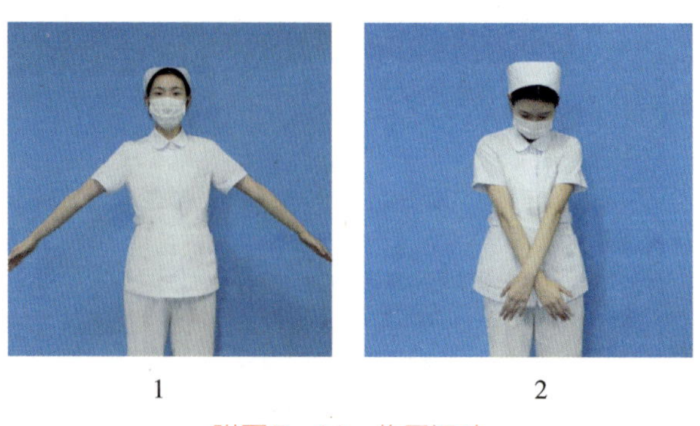

附图B-11 收展运动

（2）侧推拉运动：健侧握患侧手腕，抬高至胸前平屈，两脚与肩同宽，向患侧推，向健侧拉，还原（见附图B-12）。

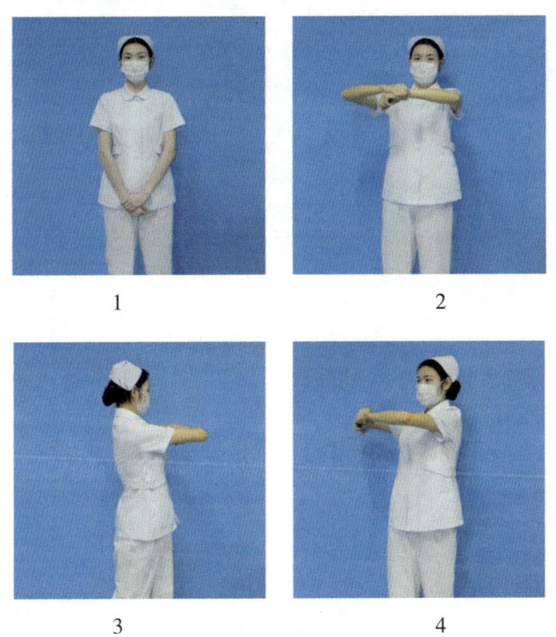

1　2　3　4

附图B-12　侧推拉运动

（3）甩手运动：双前臂向前平屈，手心向前，双前臂由前向下后方摆动，然后双前臂向前，向上摆至头后侧，还原（见附图B-13）。

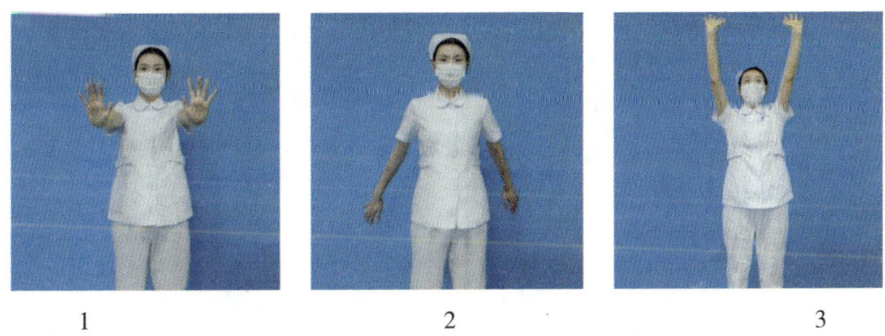

1　2　3

附图B-13　甩手运动

（4）扩胸运动：两手抬至胸前平屈，两脚与肩同宽，手臂稍用力向两侧展开，恢复至平屈，还原（见附图B-14）。

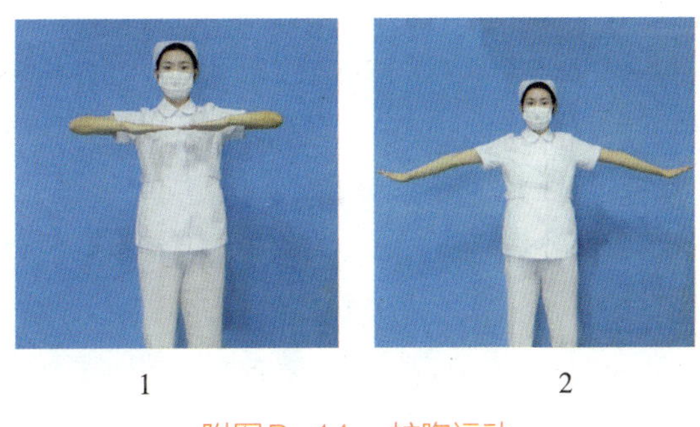

1　2

附图B-14　扩胸运动

（5）侧举运动：两脚与肩同宽，两手侧平举，屈肘，恢复至侧平举，还原（见附图B-15）。

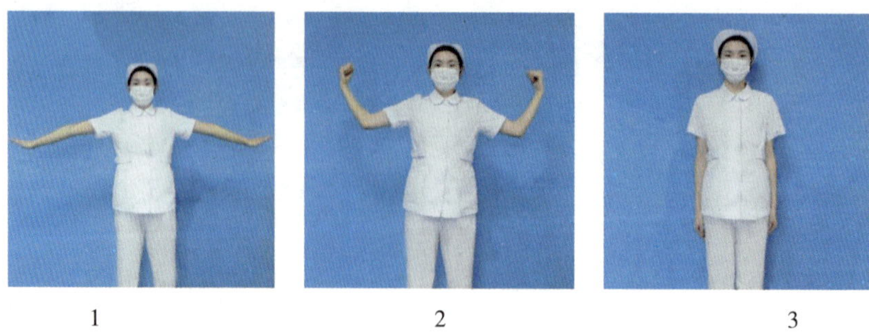
1　　2　　3

附图B-15　侧举运动

（6）上举运动：健侧握患侧手腕至腹前，两脚与肩同宽，手拉至胸前平屈，上举伸展过头部，还原（见附图B-16）。

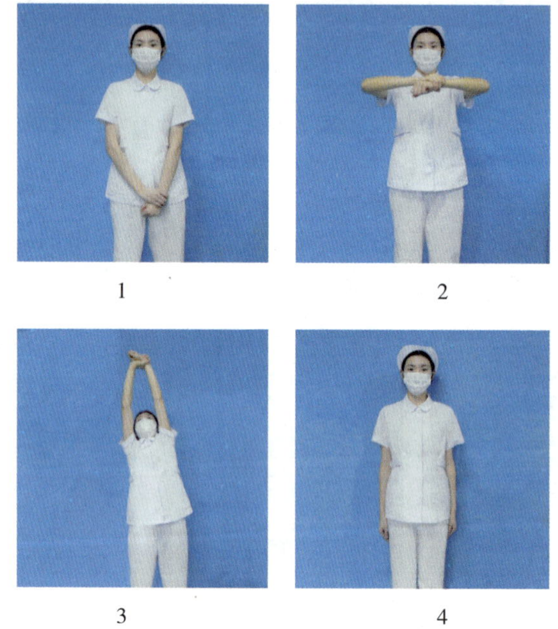
1　　2

3　　4

附图B-16　上举运动

（7）环绕运动：两脚与肩同宽，健侧手握患侧手腕，由患侧向上环绕上举，再由健侧向下环绕，还原（见附图B-17）。

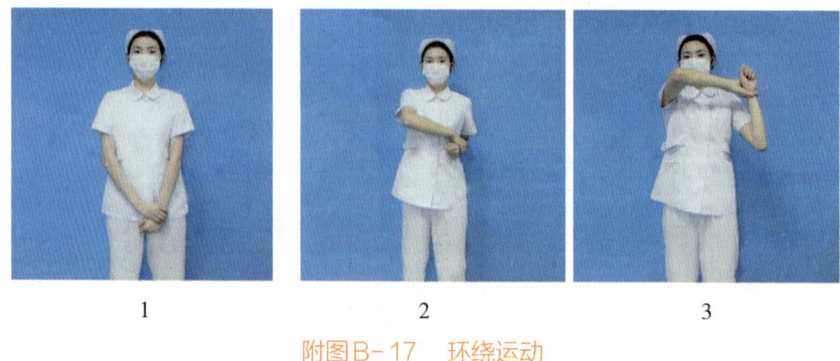
1　　2　　3

附图B-17　环绕运动

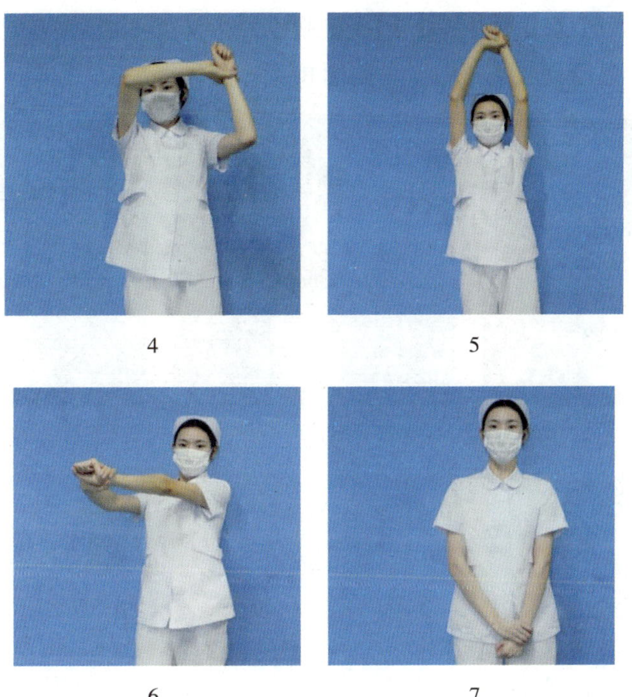

附图B-17 环绕运动（续）

（8）腹背运动：双手放至肩部，向上侧举于头两侧，弓步，弯腰，双手伸直下垂至脚腕部，还原（见附图B-18）。

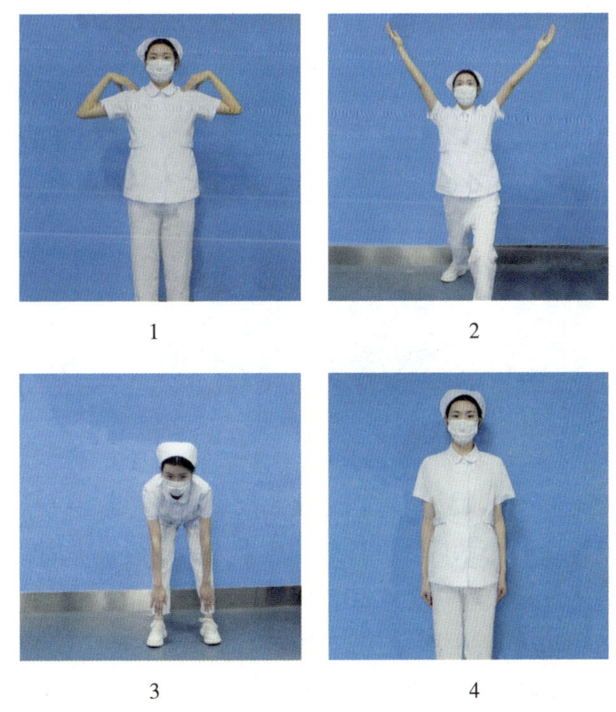

附图B-18 腹背运动

（9）体转运动：双手臂上举，抬头挺胸，一手叉腰，向后旋转身体，同时另一只手向后伸直，还原，交替进行（见附图B-19）。

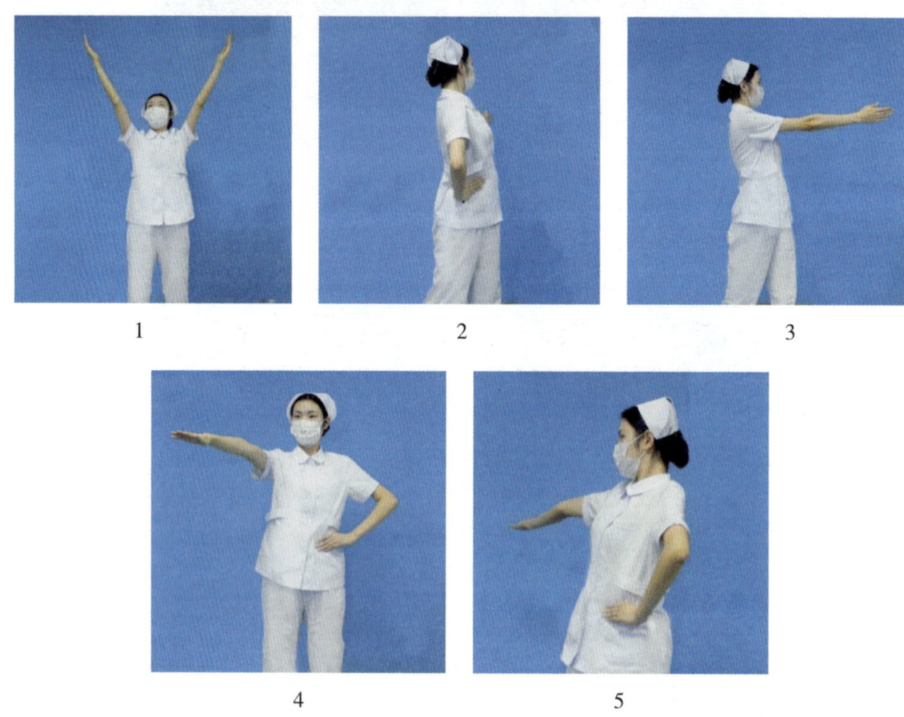

附图B-19 体转运动

（10）整理运动：原地踏步，双手前后摆动（见附图B-20）。

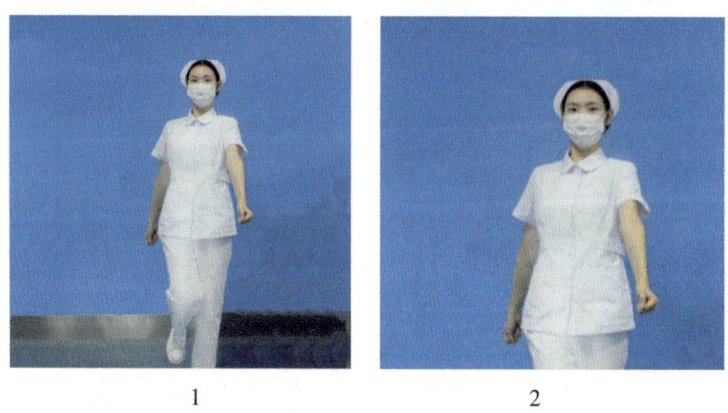

附图B-20 整理运动

3.术后晚期康复操

术后晚期康复操适合于术后3个月后的患者。其功效是巩固锻炼。这套动作的运动幅度较大，坚持每日锻炼一次，每节均完成两个八拍。

（1）热身运动：两脚与肩同宽，双膝微屈，双手侧平举，双手臂配合吸气呼气，上下做环绕动作，直至胸前，还原（见附图B-21）。

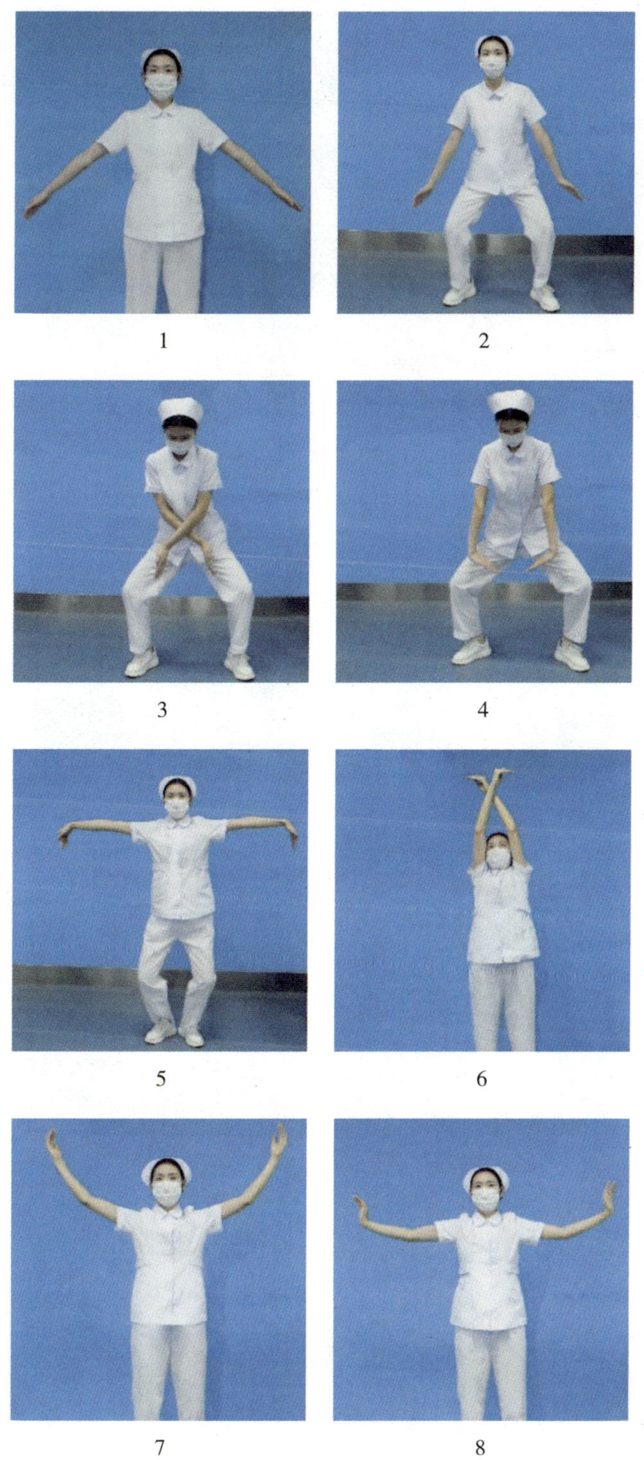

1 2 3 4 5 6 7 8

附图B-21　热身运动

（2）甩头运动：双手叉腰，左右甩头，以感受到颈部的牵拉感为宜，还原（见附图B-22）。

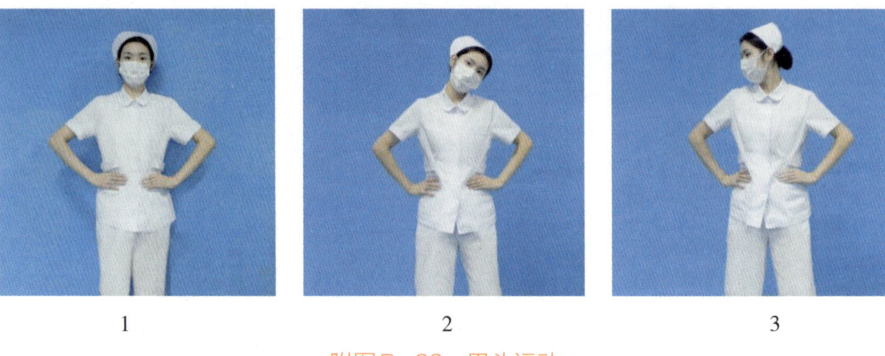

1 2 3

附图B-22 甩头运动

（3）抬头运动：双手伸直抬至胸前，两脚同时并拢，双手相握举至头顶，然后双手恢复伸直至胸前，交替进行，还原（见附图B-23）。

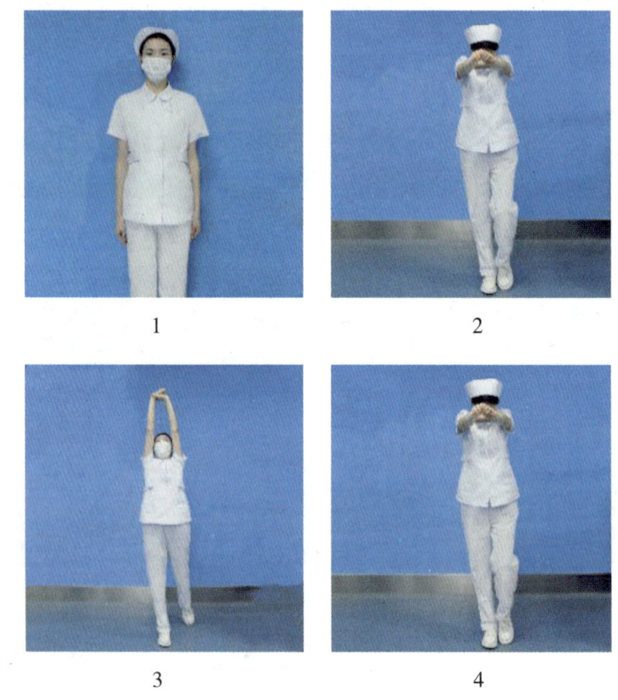

1 2

3 4

附图B-23 抬头运动

（4）伸臂运动：双手手臂上举，双腿弯曲扭胯，一侧拉至头后方，还原，交替进行（见附图B-24）。

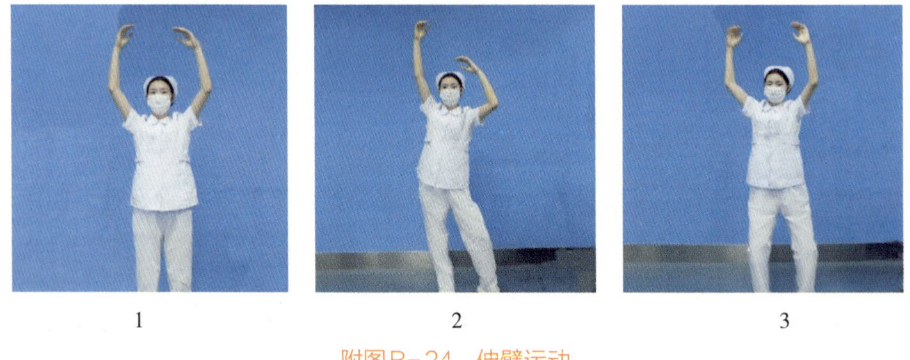

1 2 3

附图B-24 伸臂运动

（5）侧腰运动：单手臂上举，手臂尽量伸直，侧手臂向前环绕，转手，低头含胸，缓慢起立，双肩向后环绕，交替进行，还原（见附图B-25）。

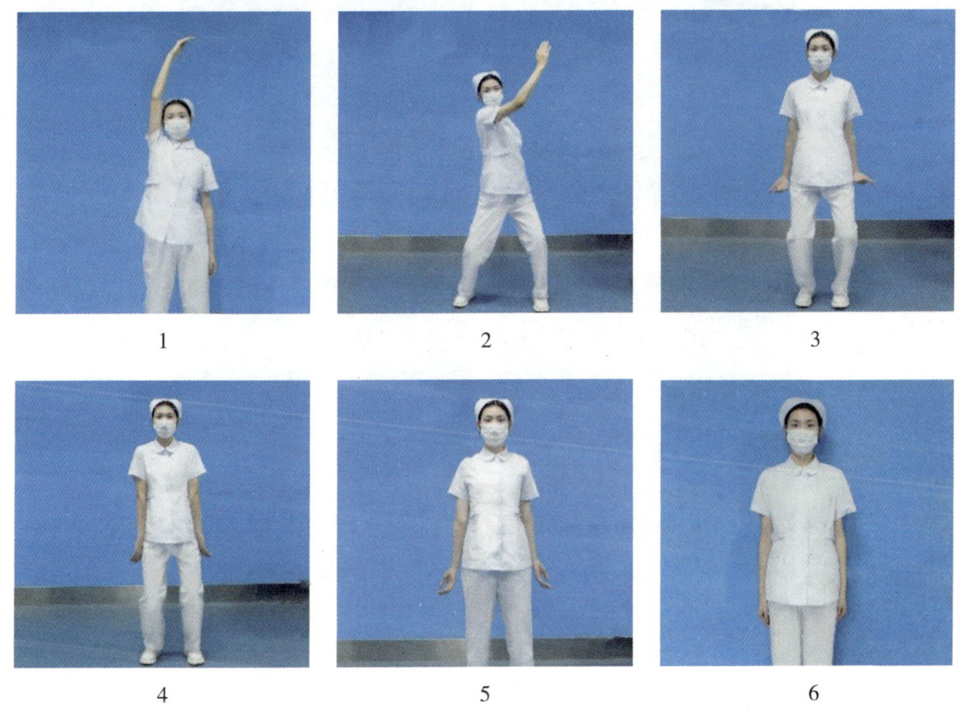

附图B-25　侧腰运动

（6）转腰运动：身体重心向一侧移动，手臂弯曲，上臂抬高，尽量与身体垂直，交替进行，还原（见附图B-26）。

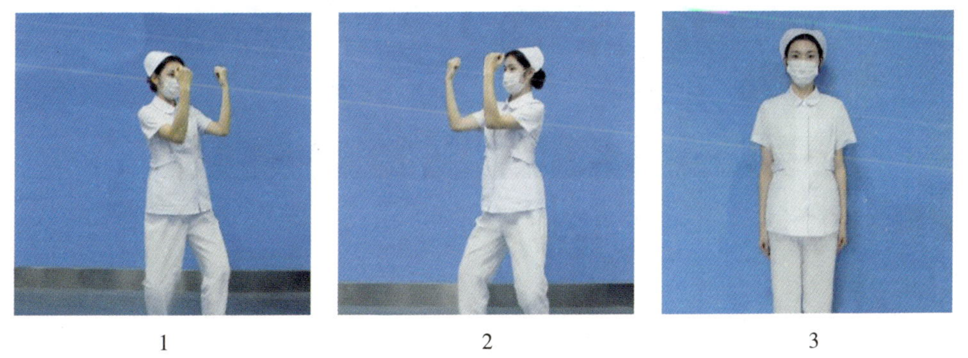

附图B-26　转腰运动

（7）环绕运动：双手臂从腹壁前交叉，向上做大环绕画圈，同时身体重心向一侧移动，交替进行，还原（见附图B-27）。

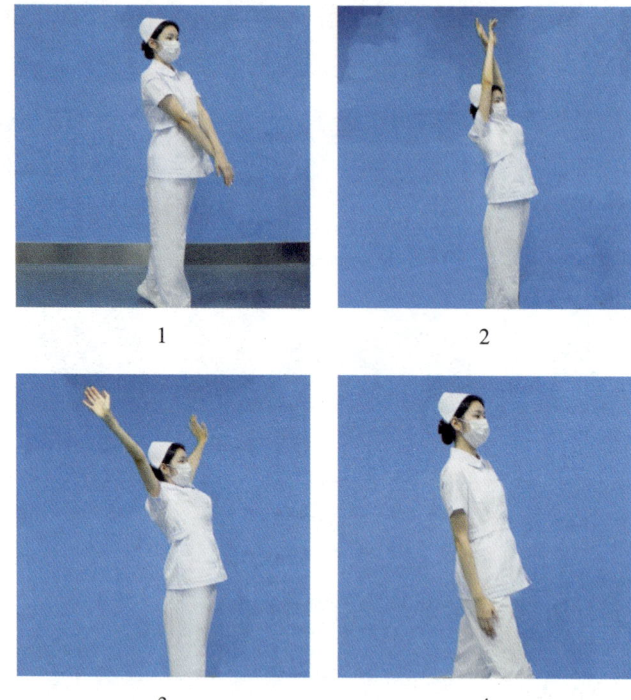

附图B-27 环绕运动

（8）整理运动：原地踏步，双手交替前后摆动（见附图B-28）。

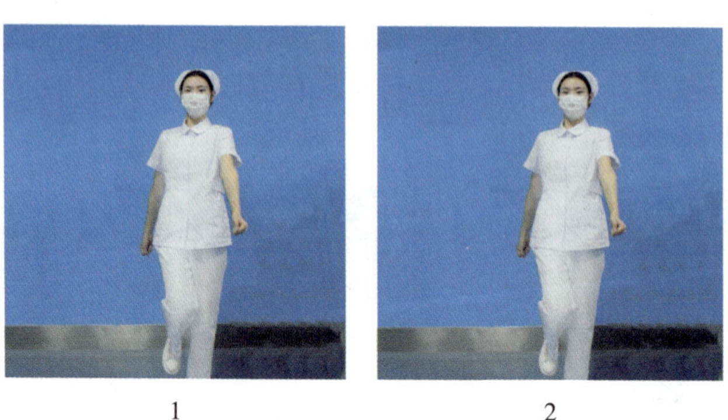

附图B-28 整理运动

参考文献

[1] 李乐之，路潜. 外科护理学[M]. 北京：人民卫生出版社，2021.

[2] 王静，侯娟，宋秀艳. 实用外科护理学[M]. 南昌：江西科学技术出版社，2019.

[3] ROTHROCK J C. Alexander's Care of the Patient in Surgery [M]. Amsterdam : Elsevier Science Health Science div，2022.

[4] 王燕，王彩星. 外科护理学实践技能与习题[M]. 北京：人民卫生出版社，2017.